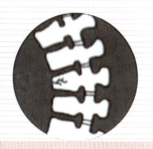

肌肉与关节病痛

主 编 叶启彬

科学出版社
北 京

内 容 简 介

本书描述了在日常生活和工作中,由于不正确的劳作姿势、劳作频率、不均衡发力或过度牵拉某一组肌肉、不正确的锻炼方法,均可在颈胸、腰背及髋、膝关节等部位引起以肌肉与关节病痛为主的一系列临床表现。作者结合自己近 60 年的临床实践经验和骨科最新研究资料,以通俗的语言介绍了肌肉与关节病痛的发病原因、发展趋势和最有效的预防方法和合理的治疗方案。

本书通俗易懂,内容实用,是年轻骨科医师和基层医师临床诊治中具有重要价值的参考书,对广大民众进行健身、防病也是具有指导意义。

图书在版编目(CIP)数据

肌肉与关节病痛/叶启彬主编. —北京:科学出版社,2018.9
ISBN 978-7-03-058713-8

Ⅰ.①肌… Ⅱ.①叶… Ⅲ.①肌肉疾病-防治 ②关节疾病-防治 Ⅳ.①R685 ②R684

中国版本图书馆 CIP 数据核字(2018)第 205889 号

责任编辑:郝文娜 / 责任校对:李 影
责任印制:赵 博 / 封面设计:吴朝洪

版权所有,违者必究。未经本社许可,数字图书馆不得使用

科学出版社 出版
北京东黄城根北街 16 号
邮政编码:100717
http://www.sciencep.com

三河市春园印刷有限公司 印刷
科学出版社发行 各地新华书店经销

*

2018 年 9 月第 一 版 开本:720×1000 1/16
2020 年 2 月第二次印刷 印张:15
字数:342 000
定价:89.00 元
(如有印装质量问题,我社负责调换)

主编简介

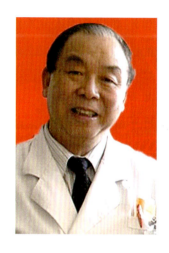

叶启彬 1965年毕业于北京医科大学医疗系，在加拿大渥太华大学医院进修脊柱外科和人工关节，获渥太华大学骨科研究生证书。北京协和医院骨科教授、博士研究生导师，享受国务院政府特殊津贴。曾任中国康复协会副理事长，《中国矫形外科杂志》副总编，中国康复协会"肢残专业委员会"副主任委员。2004年起先后兼任武警总医院骨科主任、脊柱外科特聘专家；具有丰富的临床疑难病症处理经验，尤其擅长脊柱侧弯、驼背、脊柱骨折、肿瘤和各种人工关节置换手术。现任《Asian Spine Journal》和《Journal of musculoskeletal research》等4家中英文杂志编委。

研究成果：《脊柱侧弯研究》先后两次获卫健委（卫生部）二等奖，国家科技进步三等奖及国家科技进步二等奖；《中华通用脊柱内固定装置（PRSS）研制及临床应用》曾获得中华医学科技进步奖二等奖；《Chinese growing rod（PRSS）in management of AS ＆ JS》获亚太骨科学会（APOA）大会奖。

主编《脊柱外科新手术》《颈椎病》《脊柱侧弯外科学》等，副主编《新编实用骨科学》《石油化工事故预防与急救》等；参编《骨科手术学》《The Growing Spine》等中英文教科书9部；主编出版《脊柱侧弯的预防与治疗》《颈椎病132问》《从医之路漫漫》等科普书。发表中英文论文100余篇。

编者名单

主　编　叶启彬

编　者　（以姓氏笔画为序）
　　　　　王冠军　田向东　匡正达
　　　　　纪慧茹　劳汉昌　杜心如
　　　　　杜明奎　杨渝平　吴占勇
　　　　　吴志宏　张　嘉　张新宇
　　　　　赵玲秀　崔国庆

前言 Preface

有病寻医,看病服药,千百年来就是如此。腰背疼痛了,找西医开镇痛药或找中医按摩、针灸镇痛,已成常事。但人们感到头痛的是一些病痛总是反复,"为什么腰酸背痛总治不好?"都在寻求原因。时间长了人们省悟到不能光靠病时服药,在病未发作时或病的早期阶段也应进行防治。中医学是最先提出"以预防为主"思想,如《黄帝内经·灵枢·逆顺》中提出"上工治未病,不治已病"并指出"夫病已成而后药之,乱已成而后治之,譬犹渴穿井,斗而铸锥,不亦晚乎",告诫人们治病不能临渴掘井,要针对病因早期防治。唐代孙思邈也倡导治"欲病",即在疾病早期阶段,出现早期轻微症状时,就给予干预,早期发现、早期治疗,效果好。现代医学越来越重视发病机制的研究,寻找病因、探索根治方法。北京协和医院的医学泰斗张孝骞教授、林巧稚教授、黄家驷教授、曾宪九教授等老前辈,生前就非常重视培养下级医师在临床工作中的探索和研究能力。查房时常常在下级医师提出诊治方案后,还会不断追问"为什么?"正是他们这种为了解决患者疾苦,不断探索、锲而不舍、总结经验、解决问题的精神,数十年来一直在影响着一代又一代的"协和人"。

我们本着老前辈们这种将患者的需要作为自己的追求和不断地进行科学探索的精神,特将自己在临床工作中,长期困扰广大患者的病痛问题,从解剖、生理、生物力学等方面,进行更深层次的研究,积极探索发病机制,试图从源头上解决患者病痛,因此编著了此书。本书的"读者对象"为年轻骨科同道,兼顾患者及其亲属。尽力使患者能够了解这些骨科疾病是如何形成的,这些病会有哪些表现,从而提高他们的防患意识。

笔者把多年来积累的临床经验和已经受到患者喜爱的防治方法,以及一些正在临床实践中探索并已初步显现临床效果的方法,记录下来,编入本书中,希望为后人在解决这些问题时,提供一两块儿垫脚石。也希望今后在临床实践中和同道们共同探讨,继续加以提高。临床工作中有很多问题不是一时能够完全解决的,在解决这些问题的过程中,难免有不同看法和争论,愿我们的肤浅经验和切实教训,能使一些患者在临床诊治上少走弯路,少受痛苦。本书是抛砖引玉之作,希望大家多提宝贵意见,以求共同进步,谢谢大家!

叶启彬教授
北京协和医院
2018 年 4 月 30 日

目录 Contents

第1章 认识疼痛、远离疼痛 / 1

第一节 保持身体平衡，才有健康 / 2
第二节 为什么很多人都会腰酸背痛 / 3
第三节 腰酸背痛是因为患者把背部的肌肉牵扯坏了 / 3
第四节 不要让你的肌肉变成僵硬的索条 / 4
第五节 你不让肌肉休息，疼痛就会找上你 / 5
第六节 为什么腰酸背痛老治不好 / 6
第七节 学会寻找腰酸背痛的痛点 / 7
第八节 怎样才能根治腰酸背痛 / 9
第九节 用科学的人体平衡理论调控治疗肌肉、关节疼痛 / 10
第十节 调控治疗腰背疼痛的具体做法 / 12

第2章 头晕和颈部痛是连接头颈部的肌肉损伤 / 15

第一节 头颅与颈部为什么容易劳损 / 15
第二节 骨科最常见的头晕：枕大神经性头晕 / 18
第三节 落枕有原因，不能赖枕头 / 21
第四节 为了颈椎健康，请正确选择睡枕 / 22

第3章 有关颈椎病的问题 / 25

第一节 什么是颈椎病 / 25

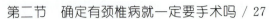

第二节　确定有颈椎病就一定要手术吗 / 27
第三节　MRI 显示脊髓内高信号说明什么问题 / 29
第四节　颈椎病的非手术治疗 / 30
第五节　颈椎病的手术治疗 / 31
第六节　颈椎人工椎间盘手术 / 34
第七节　颈椎手术截瘫危险有多大 / 35

第 4 章　上肢的麻木和疼痛 / 37

第一节　网球肘 / 37
第二节　腕管综合征是怎么引起的 / 40
第三节　弹响指让你攥不了拳 / 41
第四节　桡骨茎突狭窄性腱鞘炎 / 42

第 5 章　让人痛苦的肩关节痛 / 44

第一节　肩关节为什么容易痛 / 44
第二节　各种类型肩周炎的不同治疗方法 / 45
第三节　肩周炎为何经常在夜间痛得厉害 / 50
第四节　如何区分肩袖损伤与肩周炎 / 51
第五节　肩袖损伤治疗 / 54

第 6 章　中老年人驼背和背痛的原因 / 55

第一节　胸背肌力失衡可引起哪些病痛 / 55
第二节　中老年人驼背是年轻时种下的祸根 / 56
第三节　不要把菱形肌筋膜炎的胸闷和背痛当心脏病治 / 58
第四节　青壮年强直性脊柱炎的骨科诊治 / 60

第 7 章　中老年人脊柱骨质疏松和压缩性骨折 / 62

第一节　如何防治脊柱骨质疏松症 / 63
第二节　一直用着补钙药,骨质疏松压缩性骨折为何还发生 / 64
第三节　脊柱骨质疏松压缩性骨折的手术治疗 / 65
第四节　老年人脊柱压缩性骨折的骨水泥注射镇痛法 / 66

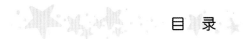

第五节　脊柱压缩性骨折术后仍需防止背痛、驼背和骨折复发 / 67
第六节　脊柱骨质疏松骨折患者的内固定治疗 / 69

第 8 章　危害儿童身心健康的脊柱侧弯 / 72

第一节　什么是脊柱侧弯 / 72
第二节　脊柱侧弯对患儿有哪些危害 / 73
第三节　脊柱侧弯是怎么得的 / 75
第四节　儿童脊柱侧弯应该怎么治疗 / 75
第五节　儿童脊柱侧弯的非手术治疗方法 / 75
第六节　国内塑料矫形支具治疗脊柱侧弯的现状及存在的问题 / 76
第七节　如何预测矫形支具治疗是否有效 / 77
第八节　确保矫形支具有效治疗应有正确的治疗流程 / 78
第九节　侧弯的椎间角测量可指导塑料矫形支具治疗 / 79
第十节　儿童脊柱侧弯发病率升高的原因 / 81
第十一节　书包太重使儿童脊柱侧弯发病率上升 / 81
第十二节　如何选择脊柱侧弯的手术治疗时机 / 83
第十三节　为什么儿童脊柱侧弯手术后还会复发加重 / 83
第十四节　国外双棒生长棒疗效不满意的三大原因 / 85
第十五节　中国生长棒（PRSS）揭示儿童脊柱侧弯治疗中的重要问题 / 86
第十六节　脊柱侧弯的电刺激治疗及其前景 / 92
第十七节　儿童脊柱侧弯不早治，到了成年会腰痛 / 95

第 9 章　腰痛的"病根"是腰肌平衡失调 / 97

第一节　腰肌平衡失调引起的腰前凸变平、变直和腰痛 / 98
第二节　为什么会发生腰肌劳损 / 100
第三节　正确诊断腰肌劳损 / 102
第四节　为什么腰肌劳损容易误诊为其他疾病 / 103
第五节　长期坐姿工作的人容易患腰肌劳损的原因 / 104
第六节　肥胖者或孕妇应特别注意预防腰痛 / 105
第七节　腰肌劳损如何治疗 / 107
第八节　如何克服腰椎术后遗留的腰痛 / 108
第九节　腰椎内固定术后如何锻炼腰肌才不会松动内固定 / 109
第十节　对腰肌创伤较小的微创或小切口手术 / 111

第10章　让人腰痛、走不动的脊椎滑脱和椎管狭窄 / 114

第一节　什么是脊椎滑脱、腰椎管狭窄 / 114
第二节　脊椎滑脱、腰椎管狭窄的诊断 / 116
第三节　脊椎滑脱、腰椎管狭窄的治疗 / 119
第四节　腰椎手术方法的分化与进步 / 123
第五节　成年人脊椎滑脱、椎管狭窄一定要手术治疗吗 / 125

第11章　为什么患腰椎间盘突出 / 129

第一节　如何简单区分腰肌劳损和腰椎间盘突出 / 130
第二节　久坐为何会伤腰 / 132
第三节　如何保护椎间盘 / 133
第四节　任何椎间盘突出症都能不手术治疗吗 / 137
第五节　治疗椎间盘突出是开放手术好还是微创手术好 / 140

第12章　髋部疼痛 / 142

第一节　髋关节滑膜炎 / 142
第二节　股骨头无菌性坏死 / 143
第三节　强直性脊柱炎的髋痛 / 145
第四节　髋臼发育不良 / 146
第五节　股骨颈骨折的预防和治疗 / 147
第六节　髋和大腿外侧疼痛 / 152

第13章　膝关节疼痛的原因 / 154

第一节　对膝关节疼痛诊断问题的讨论 / 154
第二节　鹅足炎引起膝关节内侧疼痛 / 155
第三节　半月板损伤 / 157
第四节　腘窝囊肿 / 159
第五节　胫骨结节骨软骨炎 / 159

第14章　髌骨软化症 / 161

- 第一节　髌骨软化症不是缺钙、受寒引起的 / 162
- 第二节　髌骨软化症如何诊断 / 164
- 第三节　股四头肌内侧头的重要作用 / 166
- 第四节　矫正髌骨向外半脱位或侧倾 / 167
- 第五节　为什么一些患者做关节镜术治疗后症状反而加重 / 170
- 第六节　儿童和青少年会不会得髌骨软化症 / 170
- 第七节　髌骨软化症分期 / 171
- 第八节　为什么许多小孩会夜哭 / 173
- 第九节　为什么髌骨软化症常误诊为"风湿" / 173
- 第十节　髌骨软化症的患者为什么常常打软腿 / 174
- 第十一节　运动员为什么常因膝关节疼痛和积液而缺阵 / 175
- 第十二节　髌骨软化症为什么有些医院X线片却照不出来 / 175
- 第十三节　膝关节出现哪些现象时应高度怀疑髌骨软化症 / 176
- 第十四节　髌骨软化症的患病率高得惊人 / 177
- 第十五节　为何女性髌骨软化症的患病率比男性的高 / 178
- 第十六节　哪些运动损害膝关节 / 178
- 第十七节　为什么许多人练静蹲后,膝痛加重了 / 180
- 第十八节　膝关节疼痛用哪种长骨头药好 / 181
- 第十九节　股四头肌保健与老年人膝关节稳定性有何关系 / 182
- 第二十节　使用BZY治疗仪能使髌骨半脱位完全恢复到正常水平吗 / 183
- 第二十一节　髌骨软化症有望根治吗 / 183
- 第二十二节　一个拯救了关节置换的小手术——髌骨外侧支持带松解术 / 185
- 第二十三节　一个教授以亲身经历告诉人们:髌骨软化要及早治疗 / 188

第15章　足踝部疼痛 / 193

- 第一节　痛风症 / 193
- 第二节　跖筋膜炎 / 195
- 第三节　跟腱炎 / 197
- 第四节　胫骨后肌肌腱炎 / 198

第16章 延缓衰老的脚步，减少老年病痛 / 199

第一节 想长寿的人要锻炼好肌肉 / 200
第二节 如何打造一个有效延缓衰老的锻炼方法 / 201
第三节 如何在锻炼肌肉同时减少关节损伤 / 206
第四节 如何预防老年人容易发生的三种骨折 / 207
第五节 走步有利有弊，对老年人的威胁应晓得 / 212
第六节 谨防老年人排便时受伤和猝死 / 213

第17章 BZY 电刺激生物反馈疗法对肌肉疼痛的治疗机制 / 216

第一节 BZY-A 低频治疗仪的研发过程及用途 / 217
第二节 BZY 系列低频治疗仪的治疗机制 / 218
第三节 BZY-A 低频治疗仪的安装及使用 / 218
第四节 电刺激治疗髌骨软化症的疗效评定 / 220
第五节 BZY-A 低频治疗仪与其他无疗效治疗仪的识别 / 221
第六节 电刺激治疗中出现故障的处理 / 222
第七节 电刺激通过加强胸背部肌肉辅助治疗驼背和平腰 / 223
第八节 电刺激治疗对周围神经损伤康复的作用 / 224

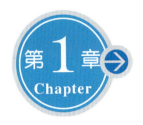

认识疼痛、远离疼痛

腰背疼痛的原因很多,大致分为三类:①潜在的严重的脊柱疾病,脊柱肿瘤、感染、骨折等引起的腰背疼痛;②坐骨神经痛,因神经根受刺激疼痛放射到下肢痛;③非特异性下腰痛,始发于腰背疼痛,既没有神经根受累也没有严重潜在疾病的下腰痛,前两者均有特殊影像学所见,不是本文讨论的重点,这里只讨论在骨科门诊经常见到的第三种问题,它们主要是由于肌肉-骨骼平衡失调造成的。中医对于人体平衡的重要性有很多论述,古中医文化的一大特色理论,即"阴阳调和"。认为人的饮食、起居、运动等,都需要保持阴阳平衡,才能减少疾病的发生,延年益寿。平衡的理论在西医学里虽然不像中医强调得那么明显,但在临床实践中我们也可常常看到××失调的诊断及××平衡矫正治疗等,说明中西医在这个问题上认识是一致的。

在骨科领域中,肌肉-骨骼系统平衡的重要性就更加明显和突出了。人体的肌肉与骨骼组成运动系统,在动态活动动中,在神经系统的协调下,人体能够移动、协调地完成各种动作。人体的骨骼肌正常、规律地每隔5秒钟轮替收缩和舒张一次,就不容易产生疲劳并能获得最佳锻炼肌肉的效果。而相反的静力运动——一种较长时间的肌肉持续收缩和关节保持一个姿势静止不动的这种"运动",虽然能够锻炼耐力,但很容易产生疲劳。在人体脊柱的前后和关节周围的肌肉都存在一个既拮抗又协调的作用,如果这种协调平衡作用被打破以后,就不能保持脊柱关节的稳定性,也不能产生合理的生理驱动。这样,关节和肌肉就会出现一系列问题,患者最常见的表现就是疼痛,它是由于过度使用某一束肌肉,使关节肌肉附着点产生无菌性炎症,刺激周围神经,产生疼痛。病变的部位不同,可以引发一系列不同的症状,产生不同的疾病。

第一节 保持身体平衡，才有健康

脊柱是人体一个"稳定"的"轴"，脊柱被其围周的肌肉稳定在一个静态平衡的功能位置，或被稳定在一个能发挥良好动态平衡的功能位置，所以说人体平衡最重要的是脊柱平衡。人类在进化到站立行走以后，人体形成一个优美的曲线，英姿挺拔，左右对称。脊柱有颈前凸、胸后凸、腰前凸三个生理弧度，这些弯曲是适应人体直立行走的姿势，在生长发育的过程中逐步形成。在人体直立平衡的状态下，脊柱的重力线，从外耳门平面经枢椎齿突，第2胸椎最前方，第12胸椎椎体中心，再经第5腰椎后1/3处到骶骨前面。在这个中心重力线上，颈曲和腰曲凸向前，背曲和骶曲凸向后。使得人体的重力线能够通过人体的中轴线垂到地面(图1-1)，在正常情况下，脊椎和关节周围的屈肌、伸肌、内收肌和外展肌，在神经系统的支配下，既拮抗又相互协调，组成一个肌肉-骨骼平衡系统，这个系统保证关节的对合(合榫)正常；骨骼肌按一定的规律收缩和舒张，使骨关节在静止或运动时均能够处于相互平衡的健康生理状态。就是无论人体是在静止时还是在活动中，肌肉在脊柱的前、后、左、右4个方向均有力量相等、方向相反的肌力来维持这种肌肉-骨骼平衡(图1-2)。这种情况下，只需最小的能量输出，就能发挥最大的工作效率，机体不易疲劳，关节不容易磨损，对运动中的身体姿势、运动技能起着稳定和支持作用，使人类能够移动，协调的工作和劳动。平衡发挥和维持着正常生理功能，是生命存在的必需条件，在这种状态下，人们感到舒适，没有疲劳感，人体是健康的。如

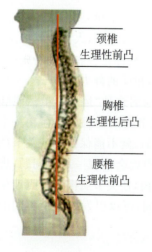

▶图1-1 脊柱的生理曲线

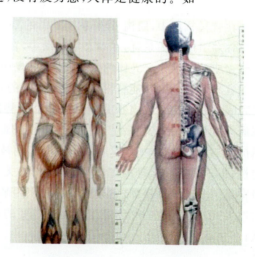

▶图1-2 肌肉-骨骼对称平衡

果这个主要的平衡系统遭到破坏,也就是一组肌肉工作过久或过重,让它不堪重负,机体就会得病,最先出现的是疼痛。

第二节　为什么很多人都会腰酸背痛

怨"风吹的"？怨"月子里落下的毛病"？都不是,是人体的肌力平衡失调造成的,看看图1-3,你平日的姿势像其中哪个？这些才是造成人体的肌力平衡失调而腰背痛的原因。

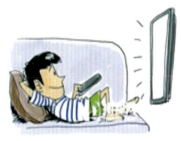 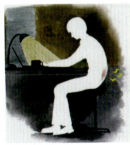 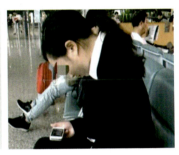

▶▶ 图1-3　生活与工作中的损伤各部位脊柱的不良的姿势和弯曲体位

人体脊柱虽然在人不活动的静止状态下,被稳定在一个能够发挥良好功能状态的平衡位置,并对运动中的身体姿势、运动技能起着某种稳定和支持作用。但这种身体控制力和平衡是极不稳定的。因人类需要进行各种强度的工作和劳动,要求特定的身体强迫姿势,需要某一组肌群承担更大负荷,平衡就被打破。如在日常生活工作中,脊柱各部处于屈曲位时居多,长期伏案工作、使用电脑、驾车、无节制玩手机、高枕、歪斜在沙发上或床上看电视等诸多因素,都会令人体长时间保持单一姿势,使脊柱后部肌肉和连接结构被过度牵拉,承受更大牵扯应力,容易发生疲劳,它是疼痛发生的先兆,进而发生无菌性炎症,引起腰酸背痛,日久则会产生肌肉退化,骨关节退变,在不同部位引发疼痛和各种不同的疾病。

第三节　腰酸背痛是因为患者把背部的肌肉牵扯坏了

"肌肉-骨骼平衡系统失调"引发的肌力失衡是疼痛发生根源。比如,脊柱和四肢的活动是由其周围许多肌肉和其他软组织共同协作完成的,这些软组织结构层次十分复杂,肌力平衡是关键。但是在生产、劳动和日常生活的活动中,这种平衡很容易遭到破坏,比如,久坐、久立、不科学的过度行走或姿势不当,以及长期从事需要某种单一姿势的"专业性工作"等。需要某一组肌肉加强收缩,相应肌肉加强收缩,产生的拉力必然反复"扯动"肌肉的起止点处,即肌腱或韧带与骨膜的附着点,如果医师很有经验,就很容易根据患者症状找到发病的痛点,该处是牵拉应力集中区,局部形成的巨大的牵拉力,长期反复"扯动"就易发生损伤或劳损。局部组织渗出肿胀,产生无菌性炎症而发生疼痛并出现压痛点。如不及时调整不正确的劳动姿势和工作频率,或治疗不当、不彻底,导致组织粘连、瘢痕挛缩,甚至组织老化、变性、坏死等。这些病理因素可直接刺激或牵拉感觉神经末梢,使其释放多胺类或单胺类致痛因子;这些炎性及代谢产物的积存,使附着处的神经末梢受到刺激而引起疼痛。损伤引起软组织附着处的疼痛,必然累及与其关联的肌群,反过来又加重肌肉痉挛。形成痛和肌痉挛恶性循环。经久不愈则又会引起一系列的继发性病理变化,造成肌肉本身的功能障碍,失去应有的稳定和保护骨关节的功能,引起一系列临床症状和疼痛。肌肉保护的第一道防线被突破以后,终将引起病理性的骨关节损伤和畸形,如人体长期的前屈体位,由于重力线的前移,背侧拮抗肌相应紧张,既可导致背部肌群的劳损,也可使颈椎和腰椎的弯曲变直,从而产生临床症状。可见,任何协调动作的失调,均易造成这些软组织的急慢性损伤。

第四节 不要让你的肌肉变成僵硬的索条

不管患者年长年幼都有不少人在喊"腰背关节发僵",还有人形象地说"整天背上像背着铅板一样",是什么原因让你的肌肉变僵变硬的?

某一组肌肉长时间绷紧不让回缩,就会退化,引发无菌性炎症疼痛和僵硬。就像一根橡皮筋,如间断地拉长、放松回缩,可以用几个月不坏;捆扎东西的橡皮筋,长时间绷紧而无回缩,几周之后取下来,就无弹性收缩了,这就叫作退化。人体肌肉也会发生这样的"橡皮筋样退化"(图1-4),所以,应及早在不可逆之前调控治疗好,方法很简单,放松之后适时让它缩回去休息一下就行。

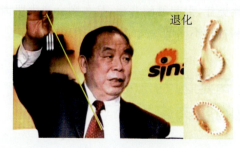

▶▶图1-4 笔者在新浪网讲解肌肉-平衡失调的病理变化——"橡皮筋样退化"

了解肌肉在人体内的变化过程,就不会再和人体"较劲"、舍不得休息一下了。人的关节在运动时,发生相应的肌肉收缩,肌肉收缩时产生的拉扯力必然传导到肌肉起止点处,该处是牵扯应力集中区,当人体在应用某种强迫姿势进行工作或劳动时,牵拉力长期反复作用于相应肌肉起止点处,就会在局部产生高压应力和摩擦力,从而引起急性软组织损伤,液体渗出增加而肿胀。由于治疗不当或没能及时彻底处理受伤组织就会发生粘连、瘢痕或挛缩,甚至组织老化、变性、坏死等,这些病理因素可直接刺激或牵拉感觉神经末梢,使其释放致痛因子和炎性介质。这些变性的组织分解产物及代谢产物的积存,反过来又会使附着处的神经末梢受到更多的化学刺激而引起疼痛。使相应的肌肉发生肌肉痉挛,而肌痉挛又会加重疼痛,形成恶性循环。如此经久不愈还将引起一系列的病理变化:在肌痉挛早期阶段,仅有肌肉和筋膜出现缩短和肿胀增粗的形态改变(查体可触摸到肿胀的索条样肌束)但还可以完全恢复,日子久了则会形成不可逆的僵硬索条样改变。所以一定要有张有弛,肌肉健康才能持久。

第五节　你不让肌肉休息,疼痛就会找上你

肌力平衡失调可引发种种疾病,肌肉的不平衡工作,都会在肌肉附着点引起无菌性炎症和疼痛,造成肌肉的功能障碍,失去应有的稳定和保护骨关节的功能。当肌肉的第一道保护防线被突破后,终将引起病理性的骨关节损伤,长此以往,病理变化不可逆,便在不同部位引起各种疾病,或使人体的老态提前几年甚至十几年出现(图1-5)。可见,调控好平衡失调的肌力,早期控制无菌性炎症是保持人体健康的关键。

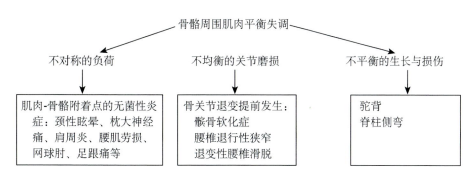

▶图1-5　骨骼周围肌肉平衡失调

第六节　为什么腰酸背痛老治不好

腰酸背痛长期以来是骨科门诊的"老大难"，常言道"患者腰痛，大夫头痛"，多少患者奔走各家医院，寻求镇痛良方而未能获得满意疗效，不少人还被"祖传秘方"骗走了不少钱财，直到如今还是这样。为什么？治疗方法不到位呀！因为在日常生活或临床工作中，人们往往对人体肌肉-骨骼平衡系统失衡是引起腰酸背痛的原因认识不足，只注意如何镇痛，忽视了查找病因减少破坏人体平衡系统的发病因素，即"治本"（图1-6）；虽然镇痛了，但发病因素在患者身上始终还存在着，所以镇痛药一停，病又复发，或者治疗康复方法常常也是以偏盖全，采取的运动锻炼措施缺乏针对性。一说到"锻炼"，就只知道"走路"或"瑜伽"，所以症状反反复复，腰酸背痛老治不好。综合治疗，从源头上找到防治办法，在治疗颈、背、腰、臀、腿痛时，应首先改善治疗肌肉的损伤；防止姿势不正确而引起的动力性或静力性伤害，从而恢复脊柱的力学平衡，才能达到治疗目的。同样，在预防上也要考虑如何矫正脊柱的力学平衡问题，即应在克服肌肉不平衡上下功夫，要在镇痛的同时，调整工作频率和姿势，做特定、有针对性的体操锻炼（参阅第16章"协和健身椅子操"），加强相关肌肉的抗疲劳能力，使人体重建平衡，这才是"治本"的方法。临床

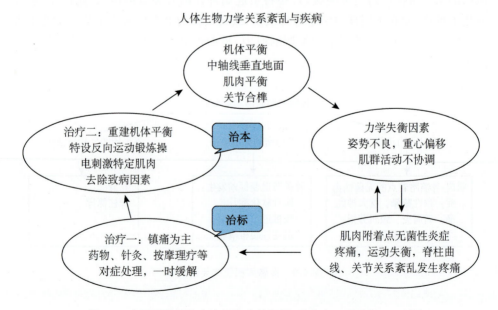

▶▶ 图1-6　中医西医都存在治标治本的问题，治疗之一属治标——对症

证明,在药物镇痛同时,坚持天天做有针对性的、功能性的锻炼的患者,基本上没有复发。有经验的医师认为,进行使肌肉产生紧张和疲劳的姿势相反方向的运动——反向运动锻炼,是最好的。而不是单纯走路,或每周只练1~2次"时尚"瑜伽,那是很不够的。很遗憾的是现在有很多人不大懂得趋利避害,远离伤害机体平衡的致病因素,得病治疗时,也只片面追求一时的症状缓解,以致不能从根本上解决问题,这就使许多并不复杂、困扰人们的常见病,如枕大神经痛、肩周炎和腰肌劳损等,得不到及时合理的治疗,而锻炼康复治疗如同医师开处方一样,一种药治一种病,不同部位疼痛需要不同的康复锻炼体操。

第七节　学会寻找腰酸背痛的痛点

压痛点都找不到,如何能治好病?应了解哪些症状是由哪组肌肉平衡失调造成的,应在哪里才能找到它的解剖位置(并非穴位)。

无菌性炎症疼痛多发生在肌腱或韧带与骨膜的附着点处,使某些肌肉处于不均衡超负荷状态,或肌肉收缩和舒张协调作用的失常,这都是肌腱或韧带与骨膜的附着点受到损害性牵拉应力造成的。在脊柱中,特别是腰椎、腰骶椎、颈椎及肩关节,是人类从事日常生活和生产劳动活动强度较大的运动器官,其周围软组织均易发生急性或慢性损伤。所以,腰痛、颈项痛、腰骶痛和肩关节痛的发病率,远较其他部位多。无论是怎样的损伤,均会产生无菌性炎症而发生疼痛。为此,首先要学会如何找到痛点,临床疼痛部位,特别是压痛点的分布规律,都与人体生物力学有关。因为脊柱是人体活动的中轴,许多活动都是由其周围的许多肌肉和身体其他关节的肌肉、软组织共同协作完成的。脊柱周围的软组织结构层次十分复杂,要仔细分析才能找到痛点。笔者在近60年临床实践中,总结出背部常见12个有规律的压痛点,每个压痛点有相应的临床症状,可以按图索骥,根据症状和解剖常识,很容易找到痛点(图1-7),找到痛点用手指按压,患者常会惊呼"找到穴位啦!"但我们并不称其为"穴位",科学名称应是××解剖点,可以作为按摩治疗时,选择重点按摩区域的参考(图1-8),滑动按摩这些压痛点,疼痛可立即减轻一些,按摩动作只是将局部代谢产物弥散开,从而减少了局部刺激作用而已;再在痛点贴几天麝香壮骨膏(图1-9),做"协和健身椅子操"辅助治疗,会很快好转。现在的问题是,在骨科门诊常常看到许多人不熟悉解剖位置,找不到病灶痛点,拔火罐、扎针、艾灸、小针刀和"封闭"都不能准确找到压痛点,常将治疗点放在疼痛的放散区域(图1-10),犹如电话总机坏了却去修电话线,所以疗效欠佳。

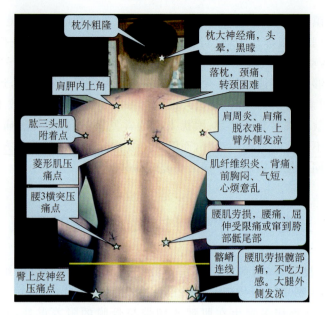

▶▶ 图1-7 临床症状和相应压痛点(病变的解剖部位)

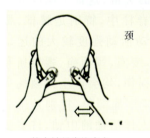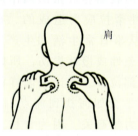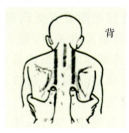

枕大神经痛按摩点　　　落枕压痛按摩点　　　背肌纤维织背心痛炎压痛点

▶▶ 图1-8 压痛点及按摩部位

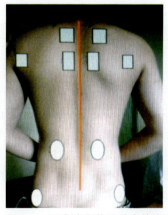

▶▶ 图1-9 正确贴膏药及重点按摩处

第1章 认识疼痛、远离疼痛

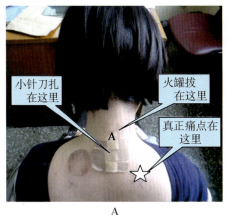
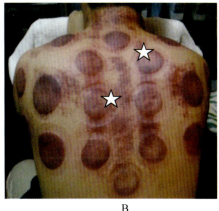

A　　　　　　　　　　　　　　　　　B

▶图1-10　病灶痛点只在星标处

A. 病灶点与治疗点不符；B. 没有选准治疗点，大面积刮治，增加治疗创伤

第八节　怎样才能根治腰酸背痛

无菌性炎症疼痛发病的重要环节是过长时间、单一姿势、过重负载或肌力平衡失调，使肌肉和筋膜等受到经常性的牵拉刺激，日积月累，在肌腱韧带等附着处便形成与急性损伤相同的病理变化（如渗出、肿胀等）从而出现疼痛。所以，对这些患者的治疗，应采取"标本兼治"的措施，除了对症治疗，尽快镇痛和解除肌肉痉挛外，还需针对原发因素，消除或减少骨骼肌附着处超负荷应力，阻断组织变性挛缩的恶性循环，将轻度的组织变性转化为正常。治疗原则如下。

1. 控制急性炎症　①服药镇痛：抗无菌性炎症至今尚无有效或特效的药，其根本原因在于无菌性炎症没有致病微生物（细菌、病毒、衣原体等），因而缺乏新药研制的受体靶子。所以，无菌性炎症及其相关的各种疾病（如颈椎病、腰椎病、肩周炎等）一直在折磨着亿万人的健康。我们现在用的药都只是消肿镇痛的，即所谓的"治标"。笔者不大看重什么"特效"镇痛药，镇痛是为功能调节和锻炼创造条件。重点是患者做好调控锻炼，不用超过100元的处方就解决问题了，常用扶他林肠溶片25mg，每日3次，饭前20分钟口服，镇痛效果虽稍差，但减少炎性渗出、消肿较好。②在痛点贴敷麝香壮骨膏（图1-9）：辅以特殊体操，一般3日至1周，疼痛即可好转，也可同时做痛点滑动按摩，极少疼痛严重患者需要做痛点封闭治疗。

无菌性炎症的疼痛，原发痛虽然压痛点只几个（图1-7），由于疼痛可从痛点沿肌肉走行放散,水肿的"软组织"也可压迫邻近的神经小分支,产生放射性疼痛;肌痉挛也可以引起对侧肌肉的平衡补偿调节而引起它们的疲劳不适,所以如同时有几个痛点,既可导致胸、腰、背部一大片肌肉疼痛和肌肉痉挛僵硬,又会引起脊柱或相应关节的活动障碍,让患者感觉整个背部沉重发僵如同患了大病。为此常常漫无目标的在整个背部不科学地刮痧、拔火罐(图1-10)。由于患者的背部发凉怕风,因此国内外近几年出现有"风湿性肌痛症"的诊断,并应用激素治疗,虽然激素可暂时缓解症状,但停药后,症状照样容易复发,频繁使用激素还会产生副作用。笔者不同意这种诊断和处理方法,因为笔者在临床上治疗一批曾经诊断为"风湿性肌痛症"的患者,只要能正确找到痛点,按笔者介绍的简单综合治疗方法,即可治愈,希望有更多人进行治疗观察。

2. 针对疾病的原发因素进行调控　　原发因素是某些肌群处于不均衡超负荷状态,使骨骼肌附着处继发无菌性炎症而发生疼痛。所以仅靠镇痛药和激素不能根本治愈无菌性炎症,镇痛药仅能消炎、镇痛,但不能解除粘连,不能使肌肉康复强壮,停药后容易复发,使一些患者的病症反反复复,迁延不愈。为此,要在镇痛的同时,调整工作频率和姿势,做特定、有针对性的体操锻炼,以便加强相关肌肉的抗疲劳能力,使人体重建平衡,这才是"治本"的方法。

第九节　用科学的人体平衡理论调控治疗肌肉、关节疼痛

中医、西医治疗一样分"治标"和"治本":如肌肉的不平衡改变,都能造成肌肉的功能障碍和不应该有的骨关节损伤,引起各种疾病。所以"治本"要从源头上找到防治办法,即应在克服肌肉不平衡上下功夫,增强相应肌肉的力量,以便有效地形成肌肉间的新平衡,预防损伤。遗憾的是,这些有针对性的肌肉功能调控锻炼治疗,在中医、西医和患者中,很多人还认识不足,治疗时,大部分都是把这些调控锻炼方法——"治本",放到可用可不用的第二、第三位的次要地位。他们将治疗重点经常放在"治标"上,如何选服各种进口的镇痛药、补钙药、"长骨头和软骨"的药,或用各种补肾药、偏方、秘方,或只用小针刀或推拿按摩、针灸等解除肌肉痉挛等镇痛方法,进行即时的对症处理,追求短期的症状缓解效果,把医学治疗简单化为看病吃药。他们不是同时从根源上通过调控肌肉不平衡去解决问题,由于致病原因没有去除,肌肉本身的功能又没有得到康复提高,所以,一停药症状就会复发,使很多并不算复杂的肌肉软组织病变,如腰肌劳损、肩周炎等长期得不到及时有效治疗。摸索建立科学的肌肉平衡失调防治的锻炼方法,要遵循下述一些原则。

1. 要有科学性　每个方法都能说出其治疗的原理,有科学理论依据,更需要去克服一些偏颇认识和谬误,像屠呦呦教授那样,用现代科学方法把青蒿素的精华提炼出来,才能走到世界科学前列。对所谓的"养生"方法,进行分析研究,应吸收其中一些合理的部分,剔除其中迷信、落后、不科学的内容。"撞大树"其实就是做脊柱的屈伸运动,有很多的简单锻炼方法,均可达到这个效果,如"仰卧挺腹操",何必去"撞大树"呢?把公园绿化的树都撞坏了;"猪爬行"对腰痛的可能有效因素是腰骶部前凸加大,有助于锻炼与下腰痛明显相关的腰骶部多裂肌,但这只需要坐在椅子上,做"协和健身椅子操"打挺,让臀部稍离开椅子面,即可达到相同效果(图1-11),何必让人又重新回到"动物世界"去满地爬行呢?何不采用同样有效、简单易行而又文明的方法呢!医务人员是科学工作者,应该创造更科学、文明而有效的方法,引领群众走上科学锻炼的道路,这是我们的责任。

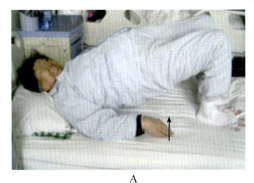
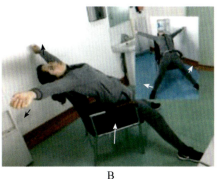

A　　　　　　　　　　　　B

▶▶图1-11　了解每个锻炼动作的作用

A. 仰卧挺腹;B. "协和健身椅子操"中的一个动作

2. 科学应用肌肉平衡失调调控方法　治疗肌力不平衡所致肌肉、软组织的损伤改变,需要因人而异,根据患者病情,发病的不同部位,制定调控锻炼方法,如治疗腰椎失稳,有人要锻炼背伸肌,有人则要练仰卧起坐,这是因为患者局部小关节结构不一样的缘故(详见本书第10章)。比如,肩周炎患者,不能只简单让患者去"爬墙",因冈上肌和肱二头肌发病引起肩周炎,"爬墙"姿势不一样(详见第5章)。比如,髌骨软化症,是因为有先天不足加上后天因素引起的髌股关节对合不良,针对得病根源是股四头肌中股内侧肌先天性较弱,造成髌骨半脱位或侧倾,应该对这组肌肉有选择性地锻炼。不能简单让患者直腿抬高或踢踢腿、站桩、静蹲……这样无选择性的股四头肌的四个头一起锻炼,当然得不到应有的平衡纠正,只有选择性锻炼股内侧肌,才能让它们达到平衡,把半脱位的关节拉回来,让它尽快康复,这就是特殊情况要有特殊锻炼。有时还需要额外用仪器来帮助,比如,髌骨软化症电刺激治疗仪来进行辅助治疗，提高疗效（将在第14章和第17章详述）。所以，肌肉平衡的康复锻炼，需要像医师开处方那样，具有针对性，不是开一张处方什么病都能治。现在，有些人对一些锻炼方法过度迷信，因是"名人"说的；受微信、小报等不良媒体过度宣传的影响，造成人们对某种运动的片面理解，比如，很多人只晓得走路一种锻炼方法。你让他锻炼，他说"我做了，一天走两万步呢！"或说"我练印度瑜伽啦"。是的，走路是一种非常好的运动，对于不爱锻炼的人来说。走路以后能够提高身体运动功能，对心脏病、减肥、提高身体体质等是有好处。但是对于腰背痛，却没有多少帮助，对有膝部疼痛的患者，反而有害，走路不能治百病。为此我们呼吁，应要求推广某种治疗方法的人或医务工作者，要实事求是、有责任心，应该通过长期观察和自身体验，检验确定某种方法有效时，再拿出来介绍。

3. 简单易行和容易掌握并随时随地可做　要让患者明白哪一招一式是针对哪块特定肌肉的，起什么作用的，不要将1～2个简单锻炼就能取得治疗效果的方法复杂化，添加许多配音、模特儿演示等花架子，反而让患者抓不到重点，不容易自行坚持，人类更用不着去模仿那些抓耳挠腮、乱拍、乱爬的"动物行为"。

4. 要让患者知道锻炼的即时效果和长期效果是什么　让患者能自己检测疗效，增强信心。要让患者明白肌肉平衡调控锻炼，是通过治疗，让肌肉康复强壮，重新进入新的平衡的状态，才能出现最佳疗效，所以要让患者懂得"贵在坚持"，不要想起来才做几下或症状稍缓解就不坚持了。

第十节　调控治疗腰背疼痛的具体做法

1. 调整过度的肌肉负荷，减轻一点工作量　如工作性质无法调整，也应调整一下工作频率，不要让肌肉长时间过度处于高负荷状态。工作1小时以后，用几分钟时间来活动活动，让疲劳的肌肉得以舒松，恢复肌肉的收缩能力。

2. 做疲劳肌肉姿势状态的反向运动　这是最好的放松肌肉和康复方法，比如，伏案工作久了向后伸展，伸伸"懒腰"，或做各种特殊设计的体操。

3. 防患未然　"上医治未病"，在症状还未出现或症状较轻时，就应该循序渐进训练，根据自己的工作性质，做医师为你设计的特定的体操，锻炼提高和加强相应肌肉的抗疲劳功能和弹性回缩功能；如经常伏案工作的白领、经常开车司机，平常就应进行背部伸展肌锻炼，如每天做"协和健身椅子操""仰卧挺腹操"等。

4. 不能简单套用其他方法　比如从体育学校引进的、用于训练运动员的一些锻炼肌肉的方法，用来治疗患者。要根据它的原理改进或建立适合患者的锻炼方法。目前比较普遍的错误的做法是，简单地从体育学校引进一些锻炼运动员肌肉的方法,进行治病。这样的方法,对于没有得病的人用于防病是好的,或对症状较轻的患者,可以使用。但是,当用这些方法来治症状较重的患者时,就不行了。例如,对于腰肌劳损的患者,一些医师开完药以后,常会叮嘱患者回家做"小燕飞"(图1-12),笔者在随诊调查时发现,患者十个里面有八个都没有坚持做,为什么不做呢?因为患者已经有腰肌无菌性炎症,疼痛比较重,再做"小燕飞",腰部肌肉除了要用力伸展锻炼之外,还要同时负担两端翘起的头和脚、胸部、下肢重量,患者当然会感到更痛,坚持不了;换个法子,让患者做五点支撑的"仰卧挺腹操"(图1-13),就容易做,又能达到同样效果。

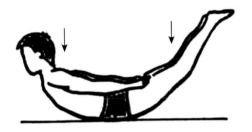
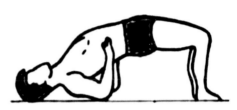

▶图1-12 "小燕飞"　　　　▶图1-13 仰卧挺腹操(五点支撑)

5. 做运动康复锻炼时,还要了解患者病变的特殊性　像髌骨软化症的膝关节疼痛,现在很多医师都让患者练"站桩",或靠墙静蹲。微信上、保健杂志上,都在介绍静蹲好,让患者靠墙坚持半蹲10～20分钟。这是练武术的人、运动员或健康人锻炼股四头肌耐力的方法。人们应当了解,人体的骨骼肌如果按照它正常的、规律的每隔5秒轮替地收缩和舒张1次,就不容易产生疲劳,并能达到最佳锻炼肌肉的效果。而相反的静力运动——那种较长时间的肌肉持续收缩和关节一个姿势静止不动的运动,如静蹲,虽然能锻炼股四头肌耐力,但很容易产生疲劳;而且生物力学实验早已证明,随着半蹲时膝关节的屈曲,还会加大髌骨关节软骨面和股骨髁软骨之间接触面积和压力(图1-14),而且屈膝30°时髌骨向外滑移最明显,髌骨和股骨髁软骨关节面对合最不好,加大两者之间磨损。门诊常常见到已经有膝关节骨性关节炎患者诉说练完静蹲后更痛,问题就在于对于髌骨软化症了解不够,对于静蹲锻炼会引起髌骨关节内压力变化了解不够,所以患者尝试半屈膝的静力运动后更痛。因此,在让患者做锻炼治疗时,应首先要了解相关锻炼方法的机制,有没有道理,不能生搬乱套,应亲自体会一下,并认真进行随诊观察,这样才能使患者取得精准的锻炼治疗效果。

科学的肌肉康复锻炼,应该是有针对性的。根据患者的职业、疾病的特点,使用特殊设计的体位和锻炼方法,才能取得最好的效果,这才叫作科学的锻炼。

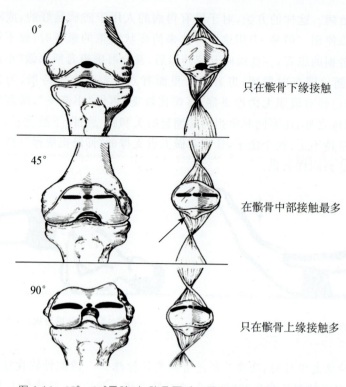

▶ 图1-14　35°～50°屈膝时，髌骨面受压面积最大（箭头）压迫摩擦最多

第2章 头晕和颈部痛是连接头颈部的肌肉损伤

在骨科门诊,头痛、头晕经常成了颈椎病的代名词,患者中很多是中青年人,一到门诊就对医师说:"我得颈椎病啦!"医师一看X线片,回答:"没有问题呀!"他们会说:"我头痛、颈椎痛,头晕啊"。头痛、头晕的原因很多,比如,高血压、视力问题、梅尼埃(美尼尔)病、脑供血不足、颈椎病等,均可有头晕。因为它们之间症状相似,病变部位都在头颈部,诱导许多人仅凭症状,误将头晕和脑供血不足混淆起来,将头晕、颈部发硬,不敢转头等视为颈椎病,其实在骨科门诊最常见的头晕不是颈椎病和脑供血不足,而是肩周炎和枕大神经痛,这和头与颈部肌肉骨骼特殊的连接方式和生物力学有关。

第一节 头颅与颈部为什么容易劳损

头颅与颈椎的力学关系,就像一个圆球顶放在一个圆柱上,枕髁与寰椎之间的浅浅的关节面与地面平行,保持着相对稳定(图2-1A)。然而,颈部的这种生理平衡很容易受到异常应力的损害,有许多力学因素都可以引起颈部疼痛。当我们在使用计算机、看书的时候,头颈部总会有一个前倾的姿势,此时枕髁与寰椎之间的关节面不再与地面平行,为了维持头颈部前倾姿势,让头颅不会向前滚落"掉到地上去"(图2-1B),就要靠头颈后部的许多小肌肉拉着。才能维持头颈部的前倾姿势。其中在颅底与颈椎间的枕下小肌群(头上斜肌、头下斜肌、头后大直肌、头后小直肌),在固定头颅与颈椎时起着更重要的作用(图2-2)。头颈部又是脊柱中运动最灵活的区域,50%以上的颈部运动由寰枕关节和寰枢关节完成,剩余不足50%的颈部运动均匀分部于颈$_{3\sim 7}$。日常工作中,颈部常需处于屈曲位,研究表明,颈部

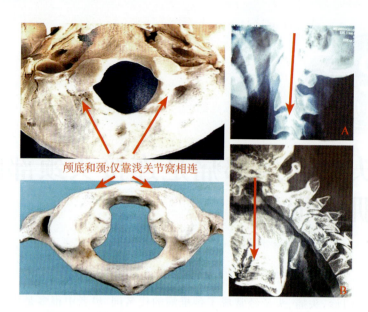

图 2-1　头颅与颈椎的连接浅在，力学关系不太稳定（左）
A. 头伸直时重力线通过中轴，相对稳定；B. 低头时重心前移头有"下坠"趋势

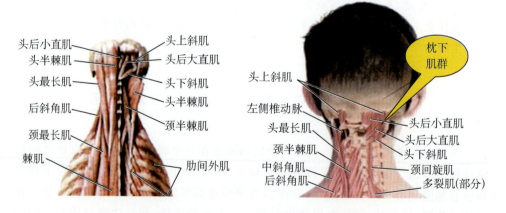

图 2-2　颅底与第 1 颈椎连接肌群（有横线处）

前移 3.33cm（1 寸），颈部将多受高达 9kg 的重负担（图 2-3），使维持颈椎生理平衡的肌肉，特别是枕下小肌群和附着在枕外粗隆和颈椎横突的头半棘肌、头最长肌和肩胛提肌，很容易受到异常向前弯曲应力的牵拉损伤，引起肌肉的无菌性炎症，在枕外粗隆及其下方（在中医针灸风池穴的内上部），形成压痛点，枕大神经为颈 2 神

第 2 章　头晕和颈部痛是连接头颈部的肌肉损伤

经后支的内侧支,经穿行于这些的肌内段之间,浅出肌肉腱膜,当肌肉劳损、发炎时,发炎肌肉痉挛收缩卡压枕大神经而产生临床症状,对于那些从颈部延伸到肩、背部跨节段的肌肉,还承担着肩部和上肢一些活动协同的功能。如斜方肌(起于枕骨的上项线,枕外隆凸,项韧带,及全部的胸椎棘突,向外止于锁骨的肩峰端,肩胛冈,肩峰)和肩胛提肌(起于颈$_{3\sim4}$横突后结节,止于肩胛骨内上角)。容易受到更大牵拉应力损伤(图 2-4,图 2-5),发生肌肉附着点无菌性炎症引发颈部疼痛和肌肉萎缩,使它的后伸头、颈部的能力和维持伸展稳定的能力都下降,就难以支撑头部。肌肉线被突破后,颈椎间盘病变及颈椎病就随之而来。

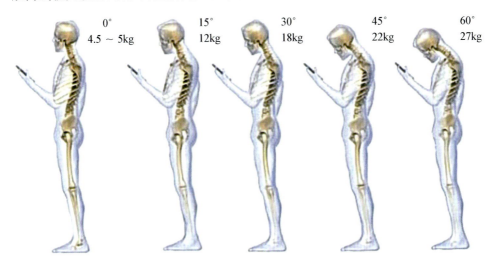

▶ 图 2-3　颈部前移,颈椎部受力加大

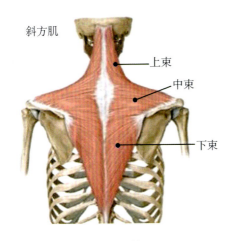

▶ 图 2-4　斜方肌

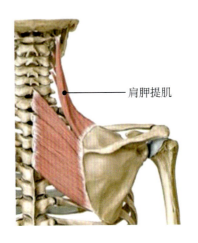

▶ 图 2-5　肩胛提肌

第二节　骨科最常见的头晕：枕大神经性头晕

枕大神经性疼痛常见症状为头晕、恶心，后脑勺发沉，偏头痛，目昏，好像总睡不醒，中年、青年和老年人均可发生，如在胸锁乳突肌后上缘或乳突后部（耳后）也有疼痛和压痛时，提示枕小神经和耳大神经也得病了。

枕大神经性疼痛的发病机制，可归纳为：颈部肌肉劳损发炎肿胀"卡压"了枕大神经。长时间低头工作或玩手机、电脑，"腻歪"在床上或沙发上看电视等，使维持颈椎生理平衡的肌肉，特别是枕下小肌群和附着在枕外粗隆与颈椎横突的头半棘肌、头最长肌及肩胛提肌，很容易受到异常向前弯曲应力的牵拉损伤，引起肌肉的无菌性炎症肿胀，在枕外粗隆及其下方（中医风池穴的内上部），形成压痛点（图2-6），枕大神经为颈2神经后支的内侧支，经穿行于这些的肌内段之间，浅出肌肉腱膜，当肌肉劳损发炎时，发炎肌肉痉挛收缩卡压神经而产生临床症状，转动颈部时"卡压"加重，故患者不敢转头，图2-6中箭头所指的就是枕大神经部位，颈2神经支配后脑勺、半侧头皮和眼眶，所以枕大神经痛发病时常感到有后脑勺发沉，偏头痛，目昏，总"睡不醒"（图2-7）；枕大神经在出椎管时，与邻近椎动脉、交感神经的分支伴行（图2-8）当枕大神经在受发炎肌肉痉挛收缩卡压时。可反射性地引起颈交感神经的兴奋性增高，儿茶酚胺释放增多，刺激椎动脉基底动脉及颈内动脉，造成血管痉挛，可引起暂时性的脑供血不足，而发生头晕，在转动颈部致使神经卡压加重时，可引发头晕、天旋地转，有时甚至晕倒。

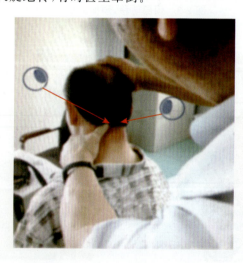

▶图2-6　检查枕大神经痛压痛点的手法

第 2 章　头晕和颈部痛是连接头颈部的肌肉损伤

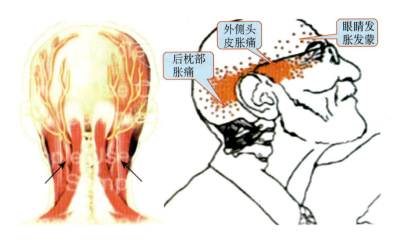

▶ 图 2-7　枕大神经痛放射范围

诊断：上述临床症状和枕外粗隆骨隆稍下方有压痛点，颈椎 X 线片结果无其他明显异常，并除外了其他头晕疾病之后，即可确诊断为本病。

治疗：了解了枕大神经痛发病的生物力学原理，就容易理解防与"治标"、"治本"的关系和先后顺序，患者来治病当然首先要解除他的症状，镇痛、去除枕大神经走行中的卡压因素，但是要记住针对性的锻炼是预防治疗枕大神经痛的关键。

1. 消除炎症水肿和放松痉挛的肌肉及减轻症状　扶他林 25mg，每日 3 次，饭前 15 分钟口服；晚上加用卡马西平 0.2g，口服。局部用扶他林乳胶或风油精按摩枕外粗隆的骨隆起部位（图 2-9），按摩后，头颈部会立刻觉得轻松，眼睛显得"清亮"。

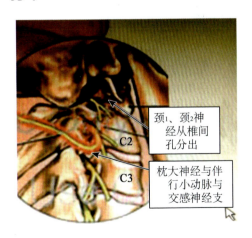

▶ 图 2-8　枕大神经与椎动脉、交感神经的分支伴行

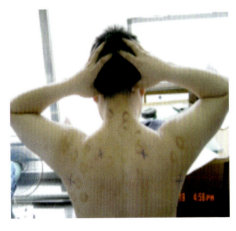

▶ 图 2-9　枕大神经压痛点和按摩治疗点

2. 疼痛明显者封闭治疗 比如，2%奴佛卡因或利多卡因2ml＋复方倍他米松注射液(得宝松)1ml,在枕外粗隆骨隆处封闭，症状可立刻缓解。以上治疗都是镇痛、镇晕的"治标"措施，仍易复发。

3. 运动康复体操 医师和患者都应明白，枕大神经性疼痛治疗还必须配合有针对性的锻炼，进行轻柔点头和后伸头动作，头晕严重者可头颈部枕靠在椅子背上，用力做扩胸运动，以带动头颈部小肌肉收缩锻炼，有助于头痛头晕缓解减轻(图2-10)。

4. 改变不良习惯，常做健身椅子操 去除发病的生物力学紊乱这一根源，如果电脑、微信照样玩，低头、弓背姿势工作依旧，本病很快就会复发，去除致病因素，有些容易做到——改掉不良的生活习惯，改掉不良的工作和体闲的姿势即可。但许多人因工作要求低头姿势，这就要求在工余时间，积极进行有针对性的增强头颈背部肌肉的体操锻炼，增加相应肌群的肌力和弹性回缩力的储备，增强整个颈背肌群抗疲劳能力和持久的工作能力与耐力，这是根本的防治办法——"治本"。体操锻炼的设计原则是与损害应力方向相反的运动——反向体操运动锻炼，可增强颈部肌肉，改善颈椎的稳定性，通过颈部体操运动，放松痉挛肌肉，活跃颈椎区域血液循环，消除水肿，从而减轻症状;可增强颈部肌肉及其对疲劳的耐受能力、抗天气变化和湿冷等因素刺激能力，从而巩固治疗效果，防止反复发作。经常做"协和健身椅子操"是简易可行和有效的防治方法(参阅第10章第二节)。

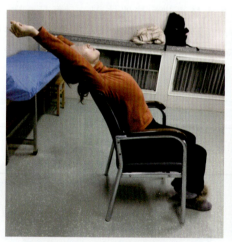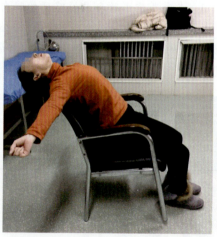

图2-10 颈部伸展椅子操

5. 枕大神经痛的肌肉电刺激平衡治疗 对颈部伸展肌肉进行有规律的每间隔5秒进行一次收缩5秒的电刺激治疗，利于消除肌肉局部的水肿，疏松痉挛的肌肉，从而减轻症状;可增强颈部肌肉肌力。有较好的辅助治疗作用。斜方肌，肩胛

第2章 头晕和颈部痛是连接头颈部的肌肉损伤

提肌的下方纤维都附着在肩胛骨内上角(图 2-11 星号),两者常常同时患病,也可同时在此点稍内上方这两块肌肉的肌腹上,放置两个电极板(图 2-11 方块),中心距离 7~8cm(如果是两侧患病,就放两边),然后按电刺激操作进行治疗(图 2-11)。

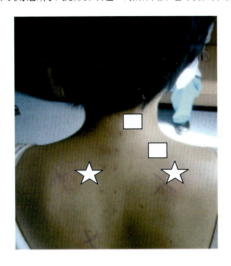

▶图 2-11　放置两个电极板,治疗枕大神经痛和落枕
注:星号为肩胛骨内上角,方块为电极板

第三节　落枕有原因,不能赖枕头

人们常在早晨一觉起来后,颈部又痛又僵,转脖子困难,俗称"落枕"。"落枕"不是由枕头引起的,"落枕"是由于长时间的伏案工作,无节制地玩电脑、手机微信,使颈部肌力平衡失调,颈后部肌群,特别是附着在它上面的肩胛提肌、小菱形肌和斜方肌等肌肉,为了维持低头姿势需要加强收缩,开始感到疲劳酸胀,如不及时调控改正,受牵拉力长期刺激的肌群,在肩胛骨内上角止点劳损的积累,会引发肌肉、肌腱的无菌性炎症渗出水肿,产生颈部肌肉发僵、疼痛和转颈部困难,俗称"落枕"。压痛点在肩胛骨内上角(图 2-12),这些肌肉也分出有肌纤维附着到颈椎的横突和椎板上,所以疼痛可以沿着肩提胛肌、小菱形肌放射到颈中部,引起局部疼痛感(图 2-13,图 2-14),从而造成颈部又痛又僵,常常被误诊为颈椎病,或诱使一些医师将拔火罐、针灸或小针刀误治在这些放射痛的部位。其实痛点只在肩胛骨内上角,只要在痛点上方,弹拨按摩它的肌纤维 1~2 分钟以后,症状马上就可以明显缓解,再吃点消炎镇痛药(扶他林或布洛芬等),病痛就治好了;局部压痛点贴麝香壮骨膏,再经常做向后伸展的"协和健身椅子操",就可以治好和预防落枕。落枕的肌肉进

行电刺激平衡治疗,有很好的辅助治疗作用,电刺激半小时后,头颈部马上转动自如。治疗时,在肌肉附着的肩胛骨内上角稍上方肌肉的肌腹上,放2个电极板,中心点相差7~8cm(图2-12方块),按电刺激操作要求进行治疗。如果两侧有病变,两侧放电极板治疗。可以收到明显的防治效果。

疼痛很剧烈,也可局部封闭注射,可立刻缓解疼痛,但仍需锻炼防反复。

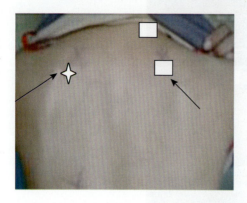
▶图2-12 星标及箭头所指为压痛点,方块为电极板位置

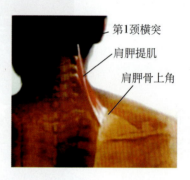
▶图2-13 肩胛提肌止点与肌纤维分布

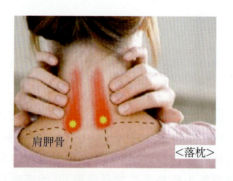
▶图2-14 黄星标为压痛点,红色为痛放射部位

第四节 为了颈椎健康,请正确选择睡枕

我们经常见到媒体报道颈椎病与睡枕有关,甚至连篇累牍地"声讨"枕头不合适,说它负有加重颈椎病和"落枕"的责任,商家也趁机推出各种型号的枕头。枕头虽与"落枕"无关,但睡眠时枕头的高度是否合适,却对颈椎病症状有明显影响,许

第2章 头晕和颈部痛是连接头颈部的肌肉损伤

多患者发现在出差后症状常常加重,这是由于宾馆的枕头高低不合适,令人睡眠不舒服,早晨起来后手麻加重,只有经常出差的人才能领悟出"高枕并非无忧";枕头合适才可以真正无忧。由于人体颈椎有正常的生理弯曲,从侧面看颈椎有轻度前凸;从正面看,颈椎排列是一条直线,既不向左也不向右弯曲,只有保持这种自然伸直状态时,颈部的肌肉、韧带、椎间盘及颈部其他器官,如气管、颈动静脉和神经组织,才能处于合理的放松舒适状态。高枕时,无论是左侧卧还是右侧卧,都会使颈椎处于非生理弯曲状态。这就使颈部肌肉、颈椎骨和韧带等都处于紧张状态,得不到真正放松和休息,甚至造成神经和血管受压,在睡眠后可使原有的颈椎病症状加重。同样,如果枕头过低或不用枕头睡眠,一样使颈椎处于非生理弯曲状态,也会发生同样的弊病,只有枕头高低合适,颈椎才可平顺(图2-15)。

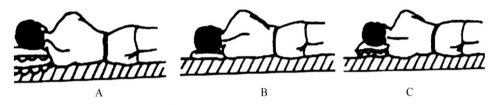

▶ 图2-15 枕头高度

A. 高枕颈椎侧弯;B. 低枕颈椎侧弯;C. 枕高合适颈椎平顺

那么,枕头高度多少才算合适呢?没有统一的标准,睡眠时颈部状态应符合骨骼自然曲线,脊柱与颈椎要保持平直,人们应结合自己的体型。枕高一般以仰卧时头枕于枕上,枕中央在受压状态下高度约8cm为宜,而在枕的两端,应比中央高,约为15cm(图2-16),相当于耳根到肩外缘的距离),因为侧卧时,肩部在下垫起,会使颈椎弯曲,增加枕两端高度则可以消除这一不良影响,以保持颈椎的生理弯曲。目前市面上有各种各样的保健枕,但它不可能给个体量身定做,8cm和15cm高度只是从后头部至背部、耳部至肩外侧距离得出的大致参考数值(图2-16),枕头的高度还要根据个体胖瘦和睡后感觉进行调整,以睡醒后,颈部无任何不适为宜,这是最好的判断标准。笔者教大家做一个很容易调整的适合自己需要高度的"客家人组合睡枕"方法(图2-17),取一个荞麦皮枕芯,高度约占"组合睡枕"高度的2/3,不要装得太满,以利于用手将荞麦皮随自身需要向两侧拨动,成为适合自己的舒适的中间低两侧高的枕型;再取一薄的柔软的适体的蚕丝或木棉枕,高度约占"组合睡枕"高度的1/3,放在容易变形的荞麦皮枕芯上,有利维持荞麦皮枕芯的调好的高度(图2-17)。

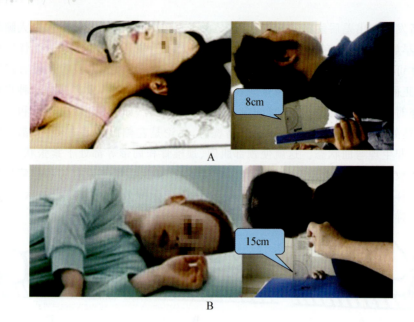

▶ 图 2-16　枕头的合适参考高度

A. 中间高 8cm 左右；B. 两边高 15cm 左右

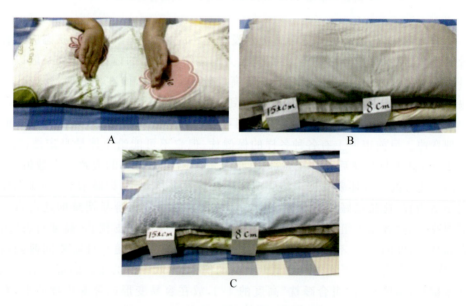

▶ 图 2-17　制作高度合适自身的"客家人组合睡枕"

A. 将荞麦皮向两侧拨动；B. 适合自己的中间低两侧高的模型；C. 薄的、柔软的蚕丝或木棉枕放在荞麦皮枕芯上

有关颈椎病的问题

颈椎在人们的生活和工作中活动得很多而且幅度较大,即使没有明显的外伤,大量的日常活动,即可因累积性劳损,造成慢性的损害,出现一系列的老化、退变表现。如椎体前后缘及钩椎关节上出现骨刺,椎间孔变窄,关节囊和韧带发生肥厚或者钙化等。这些变化在上了年纪的人中都可看到,如今,由于科学进展,以及工作、生活方式改变,许多白领长时间伏案用电脑,无节制地玩手机,造成颈椎病年轻化现象。他们拿着颈椎片四处求医,一家医院看了不算还要找另一家或"权威"机构验证,他们的问题大致集中在几个方面:①诊断上的困惑,"我是得了颈椎病吗?"②治疗上的困惑,"有了颈椎病以后,一定要做手术吗?"③"做手术会瘫痪吗?概率百分之几?"④因为害怕手术,总会提出"有没有不做手术可以防治它的方法";也总会有人受不用开刀的"祖传秘方"的蛊惑,丢了钱财白受罪。所以,就这几方面问题谈一下防治颈椎病的常识,是十分必要的。

第一节 什么是颈椎病

颈椎间盘退化,进而发生椎体骨质增生硬化、边缘骨赘形成、黄韧带肥厚,以及后纵韧带骨化等因素刺激神经根或颈脊髓,造成颈、肩、上背、前胸及上肢疼痛,甚至发生脊髓受压的临床征象,称为颈椎病(图 3-1,图 3-2)。其临床表现因病变部位、受压组织及压迫程度不同而异。为了诊治方便,可分为神经根型(有典型颈肩背痛及上肢放射痛、发麻、发沉、无力等)、脊髓型(可有压迫脊髓的临床表现,比如,上、下肢感觉或运动障碍,或有布朗-塞卡综合征,下肢肌张力增高,出现踝阵挛、髌阵挛、巴宾斯基征等),此外,由于突出物可刺激椎管内外的交感神经纤维,引起交感神经型颈椎病(可出现眼睑无力、视力下降、瞳孔散大、眼冒金花、心率加快或减缓、头面部及四肢发凉、皮温变化或出汗异常等);突出物刺激侧方行经横突孔内的椎动脉时,可发生椎动脉供血不足现象(头晕、耳鸣、肢体感觉异常,还可发生吞咽、发音困难,视力改变及 Horner 征等),临床上,常可出现几种类型混合存在现象。

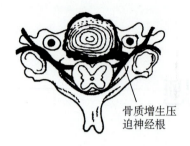
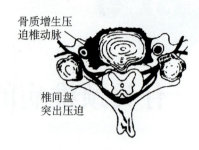

▶ 图 3-1　颈椎体前后增生退变　　▶ 图 3-2　多种因素退变颈椎管和椎间孔狭窄

　　许多人常说颈椎病,似乎人人都懂,但在现实中,常常碰到不少人被误诊误治,有些人把有点骨刺加上有"脖子痛,头晕(常来自肩周炎,枕大神经痛)",诊断为颈椎病;将骨刺加"手麻(常来自肱二头肌、三头肌肌腱炎、网球肘或腕管综合征)"诊断为颈椎病……有些人甚至被收入院等待手术,在主任大查房时才被纠正。其实上了年纪的人都会出现"骨刺"。就像金属的门轴磨久以后边缘或逐渐出现毛刺一样,这是一种随着年龄增长而发展的变化,所以不能诊断为颈椎病,骨刺不能和颈椎病画等号。国外 ALBER 医师观察 500 例 X 线片上有骨质增生,1/3 患者长时间的没有症状,所以大可不必谈刺色变,诊断要正确,要科学。不只有颈椎出现老化、退变,而且还因这些变化压迫脊髓、神经和椎动脉而出现神经症状和体征的时候,才能诊断为颈椎病。现在存在两种错误的倾向:一种是许多患者,甚至一些医师一看到 X 线片有骨质增生或者生理曲度改变,便诊断为颈椎病,把骨刺和颈椎病等同起来,这是错误的;另一种是不仔细分析患者体征,凭患者的症状妄下结论,如患者有头晕、恶心就诊断为椎动脉型颈椎病;主诉手麻,就诊断为神经根型颈椎病等。颈椎病的症状和体征大多不是它独有的,其他许多的疾病也可引起类同的症状,最常见的是肩周炎、枕大神经痛,可引起颈椎僵、头晕、恶心、视物模糊等,我们在门诊看到所谓的"颈椎病患者",有 1/3 是误诊的,所以笔者建议医师们在诊断之前要好好地仔细检查患者,不要单凭症状,也不要只凭 X 线片上的表现,还要再根据患者的症状,进一步检查分析,确定症状确实有由颈椎引起的,这样才能正确诊断颈椎病(图 3-3,图 3-4)。

第 3 章 有关颈椎病的问题

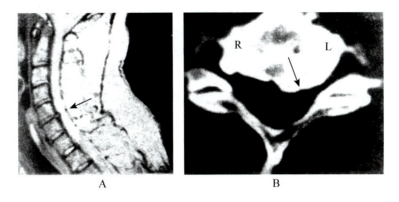

▶图 3-3 颈椎病的 MRI、CT

A. MRI 示颈$_{4\sim5}$椎间盘突出压脊髓（箭头处）；B. CT 示椎体后缘骨质增生突入椎管会压迫脊髓和神经根（箭头处）

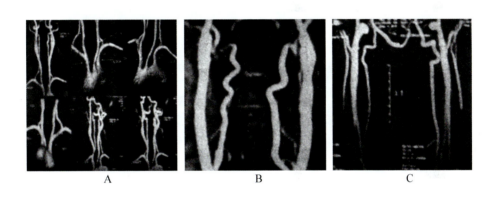

▶图 3-4 椎动脉的 MRI 图像

A. 正常椎动脉平顺且粗细均匀；B. 椎动脉受压扭曲（左侧重）；C. 动脉受压变细（左侧重）

第二节　确定有颈椎病就一定要手术吗

在 X 线片、CT 或 CTM 上显示有骨质增生或有颈椎间盘膨出或轻度突出，有些医师就动员患者做手术，甚至武断地说："你不做就会瘫"。笔者曾经说过"医师开刀的对象是患者不是 X 线片"，意思是颈椎 X 线片上有了许多颈椎退化、老化的现象，但是患者如果没有明显的症状，就不一定要手术，是因为颈椎老化、退化的进展非常缓慢，不一定会造成神经系统的压迫，我们常常从 MRI 侧位片上可以看到脊髓稍有一些压迫，但是仔细看一下横切面的椎间盘膨出或突出，只是轻度压迫硬脊膜囊，尚未压迫到脊髓，也未压迫到神经，这样的压迫或突出、膨出并没有临床意义,不一定非要做手术,可先进行非手术治疗(图3-5),练习颈背部肌肉,控制其发展就可以了;当患者出现明显的神经系统症状、体征,而且症状或体征确实来自颈椎而不是来自其他病,又经非手术治疗无效时,特别是又出现肌肉萎缩、腱反射亢进、病理反射、肌张力下降,肌电图显示有明显的神经损伤等现象的时候,我们应该动员患者进行手术治疗。另一种相反情况值得我们注意,在MRI显示脊髓压迫非常明显,甚至压迫超过脊髓1/3、1/2,把脊髓压迫得很扁很扁(图3-6),甚至脊髓内出现高信号,表示有水肿、脱髓鞘现象等严重情况。但患者可能自觉症状却不重,常常不予重视而发生危险,这是由于脊髓压迫是缓慢进行的,脊髓神经有很强的逐渐适应挤压的能力,所以症状不重,但是这个时候病情是严重的,因为脊髓已受到明显压迫。这时候,如果再外加任何的微小的外力,比如汽车急刹车时头部往后一仰或不小心摔跤时头部磕到墙上或者地面上,即可能发生截瘫。所以当脊髓压迫很严重或已经出现有水肿高信号等严重的压迫时,虽然症状不重,我们应该动员患者尽快手术治疗。

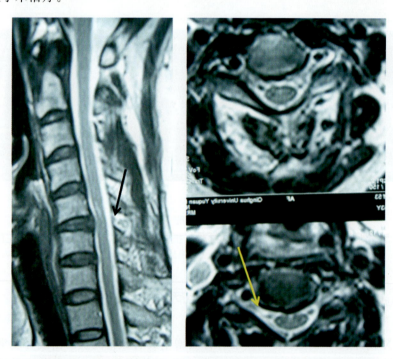

▶▶图3-5 颈椎MRI侧位片示$C_{4\sim 5}$脊髓前方轻微压迫(箭头所指),横切面显示脊髓无明显压迫右下图(箭头所指),右上图完全正常

第 3 章 有关颈椎病的问题

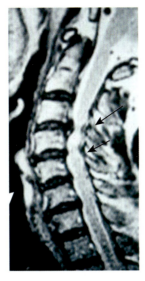
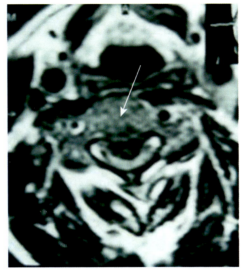

▶ 图 3-6　颈椎 MRI 示 $C_{3\sim4}$、$C_{4\sim5}$ 压迫脊髓明显（箭头处）

第三节　MRI 显示脊髓内高信号说明什么问题

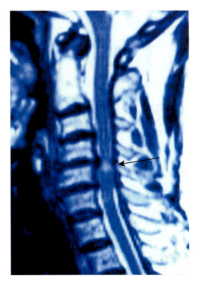

在患者 MRI 片中可以看到在脊髓里面出现一个高信号（图 3-7 白点），这是什么原因呢？这是脊髓受压迫后造成的一个严重的病理现象，可能是水肿或脱髓鞘改变等，长时间不解决会影响颈椎病手术的结果，如果颈椎病患者在 MRI 片中出现高信号，要尽快手术。还有一种患者，就是颈椎受损伤，如明显的颈椎骨折，脊髓内也可出现明显的高信号，随后可以出现囊性改变，称为创伤性脊髓空洞症，颈椎应该尽快手术稳定和减压，防止病变的进一步发展，有利患者康复。

▶ 图 3-7　颈$_{4\sim5}$有椎管狭窄，脊髓内可见高信号（箭头所指处白点）

第四节　颈椎病的非手术治疗

不同颈椎病应选择的治疗方式分手术治疗和非手术治疗两大类。目前颈椎病的非手术治疗方法较多,在此只浅谈一二。

1. **非手术治疗常用方法**　有药物、体操疗法、牵引、按摩等,这些适用于轻度的颈椎疾病。据国内外报道,非手术治疗虽然有效率可达80%～90%,而治愈率只有6%～8%。虽然症状可有所缓解,但局部椎间盘突出等病变并没有好转,MRI、CT检查可见椎间盘突出情况并无变化,而且还会逐渐发展。所以,非手术治疗是有限度的,按摩、牵引只缓解了颈椎的症状,更确切地说只缓解了颈部软组织病变,如肩周炎或枕大神经痛等病变症状,软组织病变的症状和颈椎病症状常常很相似,是可以治好的,患者分不清楚,以为是治好了颈椎病,为一些非手术治疗方法"效果"留下了过度宣传的空间。应了解按摩、推拿有严格的适应证,不可乱用。否则不仅不能治病,反而有可能造成更大的危害,每年都有按摩、推拿导致症状加重甚或造成偏瘫病例。颈椎病最不适宜做带旋转颈椎的按摩!颈椎的关节相对比较松弛和不稳定,不当地推拿、按摩,可使颈椎失稳或黄韧带发生皱缩,挤压颈部的神经轻根、椎动脉和脊髓,发生症状加重或瘫痪的危险。带有转颈椎动作的推拿、按摩,转颈椎会使椎间孔变窄,加重椎间孔处神经根的挤压,使症状加重。因此,经CT或磁共振明确诊断的中、重度颈椎病者,一律禁止盲目进行推拿、按摩,以免发生意外。那么轻型颈椎病病例,应该怎样防治,才不会发展加重呢?现分别介绍该颈椎疾病最适合的疗法和最不适合的疗法。

2. **颈椎颈部保健**　颈椎颈部保健应是颈椎的保健和颈部软组织的保健,后者更重要,但是很遗憾,现在大多数人都忽视后者,只追求吃"化骨刺"的"特效药",所以达不到保健目的。

(1)颈部姿势:不要长时间低头屈颈工作。调查发现,经常低头屈颈工作的人,颈椎病发病率较高。颈椎病过去是中老年人"专利",随着电脑的普及和广泛应用,也日渐多发于青少年。因为长时间前屈,使颈椎椎体前缘软骨受到挤压,影响关节软骨的营养,日久退变,人们应该掌握这方面的常识,有意识的在工作和劳动时适当的变换姿势,虽然很简单,但却是最有效的保护颈椎软骨减少退化的一种方法。长年伏案工作者,要特别注意坐姿:①桌椅高度适宜,采取自然端坐,曲髋曲膝90°左右,胸部挺直,头部略微前倾。②眼睛和桌面保持33cm左右距离,若距离缩短,除造成颈肩肌肉劳损外,还可导致视疲劳或近视。睡眠的姿势,过去常认为"高枕无忧",所以有些人枕头枕得很高,但垫得很高时颈椎过度曲屈,使颈椎椎体前缘软骨受挤压(请参阅第2章第四节为了颈椎健康,请正确选择睡枕)。

第3章 有关颈椎病的问题

（2）关节活动对软骨的营养有一定的作用：如果软骨面被牢固的、连续的处于受挤压的状态，软骨面就容易发生退变，适当活动，使关节滑液流动，滑液内的小分子化合物（如葡萄糖）浸透易进关节软骨内，有利于改善关节软骨的营养。所以，要求人们应该掌握这方面的常识，想办法使关节软骨处于间断的挤压状态，有意识的在工作和劳动时适当的变换姿势或适当活动，以减少软骨退化。

（3）经常做颈部肌群锻炼：国外报道，关节周围肌肉发达的人不易发生关节退化（可减少80%）。锻炼后肌肉力量增强，既保持关节灵活，又增强关节稳定性，不易发生不当撞击损伤。预防颈椎病尤其要注意加强颈部肌群的收缩锻炼。轻型颈椎病患者的锻炼，其实很简单，颈椎最需要的运动就是屈伸，特别是伸展运动，只要在办公椅练练屈伸颈就行，"协和健身椅子操"是防治颈椎病等的简易方法。微信上常传播形形色色的花俏的"锻炼方法"，如米字操、门字操等，花俏可吸引人的眼球，但用以治疗颈椎病是不靠谱的，颈椎旋转扭曲动作会使椎间孔变窄，会加重椎间孔处神经根的挤压，反而会使症状加重。

第五节　颈椎病的手术治疗

颈椎病手术治疗方法很多，总体可分前、后方入路两种，只将常用的方法作一些简单介绍。

1. 前路椎间盘摘除颈椎融合术　能解除神经根和脊髓的压迫，是首选方法。于1958年由Robinson与Smith首先描述，但需髂骨取骨椎间嵌入植骨。目前，多改用Cage（椎间融合器）（图3-8）或钛网，中间填入切除椎体的碎骨片植入，再外加

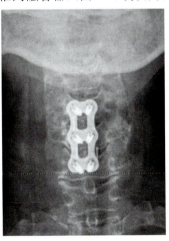 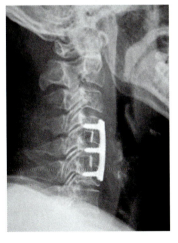

▶ 图3-8　前路颈$_{4\sim5}$、颈$_{5\sim6}$椎间盘切除，椎间融合器＋钛板固定

钛板固定(图 3-9),这样可以避免髂骨取骨,效果良好,术后很快可以下地活动。

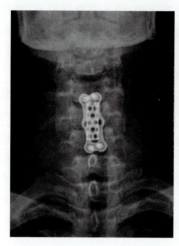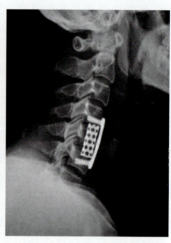

▶▶ 图 3-9　颈椎前路颈。椎体次全切除、钛网植骨融合及钉板系统内固定术

2. 颈椎后路椎管扩大成形术(后开门术)　传统的颈椎椎板切除减压术,虽有一定的疗效,但因全椎板切除后,脊髓缺乏硬性结构的保护,易产生硬膜外积血、粘连、瘢痕,而使脊髓受压。各国的学者施行了各种的椎板成形术。

(1)双开门手术:由原来单开门发展而来,在正中部切断椎板,在两侧关节内缘,用气动钻或尖嘴咬骨钳去除外层皮质做成骨沟,两侧均保留椎板的内板,做成双侧合页状。向两侧掀开,扩大椎管,用咬除的棘突或取髂骨,用钢丝固定在向两侧掀开的中间部(图 3-10)。

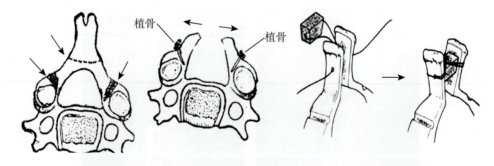

▶▶ 图 3-10　双开门手术

(2)颈椎后路单开门椎管扩大、微型钛板技术(Leverage 技术):传统的颈椎后路单开门手术,容易出现再"关门"现象,对脊髓造成再次压迫,术后容易出现颈肩部不适。基于这些原因,经过外科医师的临床研究及应用材料的发展,陆续出现各

种刚性固定,微型钛板技术(Leverage 技术)为常用一种。这些方法的优点是操作相对简单,手术时能支撑开门侧的椎板,达到即刻稳定;同时,开门侧的刚性固定可以有效地促进门轴侧的骨性愈合。其中,Leverage 钛板在术中可预先在开门前在棘突上打孔放置好螺钉,同时预先在侧块上打孔标记,开门后即可放置钛板,无须在开门后进行过多的手术操作,可有效避免脊髓损伤,微型钛板固定技术可有效地防止椎板还纳及术后再关门(图 3-11~图 3-13)。

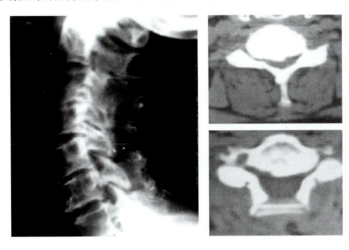

图 3-11　左图 CT 示椎管狭窄,右图颈椎后纵韧带骨化;双后开门术后,椎管扩大

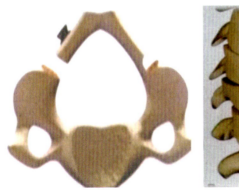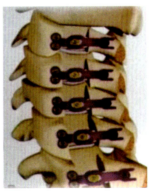

图 3-12　单后开门术＋特制钛板固定术

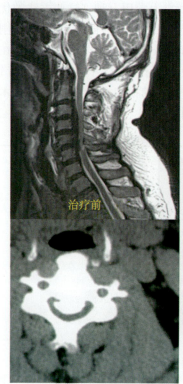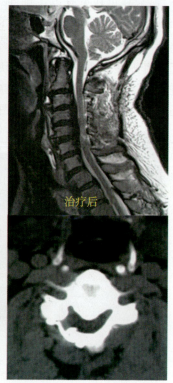

▶▶ 图3-13 左图,颈椎后纵韧带骨化椎管狭窄,右图示单侧后开门术+特制钛板固定术后,椎管扩大

第六节 颈椎人工椎间盘手术

目前,前路椎间盘切除及椎间植骨融合仍然是治疗脊髓型和神经根型颈椎病的重要的、经典的方法,效果良好,仍然是首选的手术治疗方法。长期随诊发现颈椎前路融合手术后,常常发现手术部位上下相邻节段颈椎较早发生退行性改变(老化),有人调查每年有2.9%患者发生相邻阶段继发性退变,为此试图在颈椎间盘术后置入具活动功能的人工椎间盘,以求得既能解决椎间盘突出所带来的症状,又能保留手术节段的颈椎的活动度和稳定性,以避免发生继发性相邻节段的退变,特别是对于比较年轻的患者,生物力学研究证明人工椎间盘相邻节段的椎间盘或椎体内的压力在进行颈椎压缩前屈后伸及左右侧偏时无明显变化,小于5%,而在椎体融合患者应力增加可达84%,但人工颈椎间盘手术历史较短,GOFFIN等于2002年首先采用Bryan进行椎间盘突出颈椎患者治疗,只有10多年的时间,在颈

椎盘突出部位手术以后,放置人工椎间盘取代过去植骨融合,早期效果还是不错的,满意率达到85%～90%,可保留该节段颈椎的活动度(图3-14)。但人工假体至少需要5年以上的随诊,才能判断它是否能符合颈椎运动的生物力学要求,所以还需要更长时间的随诊研究。

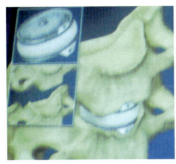
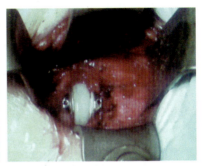
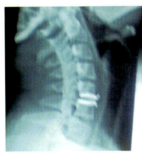
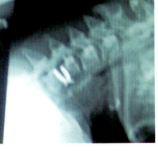

▶ 图3-14 颈椎人工椎间盘手术

第七节 颈椎手术截瘫危险有多大

神经系统的损伤是脊柱外科手术存在的一种风险,国际上有报道,脊柱手术有5‰～6‰发生截瘫神经损伤的危险,风险还是比较小的。和上街过马路发生交通伤的危险程度基本类同。对于需手术治疗的患者,手术越早做风险越小,因为在早期,手术的部位离神经脊髓的距离比较远,手术比较容易操作,不容易碰到脊髓神经。由于很多的患者缺乏医学知识,或者是有某些"医师"过多的渲染手术的危险,使患者对手术治疗产生恐惧,以便把患者留在他那里用他的所谓的"祖传秘方"治疗,延误了手术治疗的最佳时期,直到走不了路、出现大小便困难的时候才来治疗,当然会增加手术治疗的危险和困难。而且脊髓神经受压迫过久,可发生变性而不能完全恢复,影响了手术治疗的效果。

现实中,不做手术治疗时截瘫的风险比做手术治疗截瘫的风险大得多。在微信或新闻中,不时有报道,某人仰头、伸"懒腰"、打喷嚏或坐在小轿车上遇到急刹车时头部一晃就瘫了,还有不少推拿、按摩后症状突然加重,这些不是耸人听闻的新闻,这些都是真的,笔者每年都会收治到这样的患者。这些患者往往都已存在严重颈椎病,由于压迫是缓慢进行的,脊髓神经有很强的逐渐适应缓慢地挤压的能力,所以常常在压迫已很严重时,患者自觉症状却不重,常常不予重视而发生危险,但是这时病情是严重的,因为脊髓已受到明显压迫。如果这时再外加任何的微小的作用力。比方,汽车急刹车时头部往后仰或不小心摔跤时头部磕到墙上或地面上,头部后仰时,增生肥厚的韧带可因皱缩而加粗而压迫脊髓,即可能发生后伸性截瘫(图 3-15),这些突发情况,患者是无法掌控的。而手术治疗时风险本身不仅不大,而且有经验医师能掌控,将危险降低至最低限度。

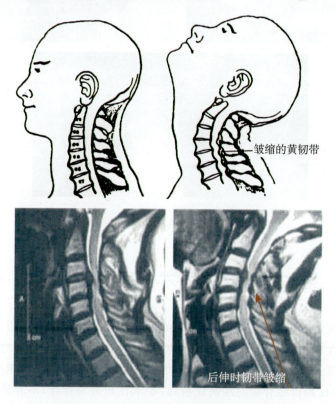

▶ 图 3-15 头部后仰时黄韧带皱缩增厚压脊髓

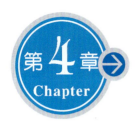

上肢的麻木和疼痛

上肢麻木疼痛,常常令许多人担忧是否得了颈椎病,因为颈椎病差不多都有颈部痛和肩部、上肢麻木疼痛。但实际上肢本身也有很多病变可发生麻木和疼痛。所以,医师在诊治时,要考虑症状是由哪项因素造成的?首先要清楚麻木与疼痛的症状是来自肌肉还是来自骨骼。本章将讨论上肢肌肉筋膜病变引起的上肢麻木和疼痛。有人由于睡姿不当,醒来常有手部麻胀,一会儿就过去了,不是持续性的,不必跑到医院去照X线片,只要改变枕头高度和改掉不良睡姿就可以了;上肢痛、麻木可能是由肌腱炎引起的,疼痛和麻木可沿着相关肌肉走行放射到前臂不同部位,如最常见的网球肘,是一种"肌腱炎",可引起肘部疼痛并放射到前臂桡侧;白天夜间常常会出现上臂酸痛、麻木和肩部不舒服,可能是由肱二头肌或肱三头肌腱炎引起的肩周炎;手指麻木也有可能是正中神经在腕管受压形成腕管综合征,腱鞘增厚则可引起各种缩窄性腱鞘炎等。

第一节 网 球 肘

网球肘是指肘关节外侧疼痛和前臂桡侧麻木的临床现象。是1873年法国人Runge看到网球运动员易患此病而得名(图4-1)。其实,所有的人均可以患此病,网球运动员仅占整个病例的不足5%。数十年沿用下来,网球肘已家喻户晓,连网球都没有见过的老太太都会说"大夫我得网球肘啦,给开点药吧",许多人反而不知道它的"学名",它的医学名称是"肱骨外上髁炎"。前臂所有伸肌都附着在肱骨外上髁(图4-2),姿势不当或过度牵拉肌肉,发生了无菌性炎症,而出现肘关节外侧疼痛和麻木,常有向前臂桡侧放散,甚至放射到第一掌骨处,同样情况也可发生在肱骨内上髁,则称为"肱骨内上髁炎",肱骨内上髁是前臂曲肌的附着点,疼痛和麻木则放射到前臂尺侧。

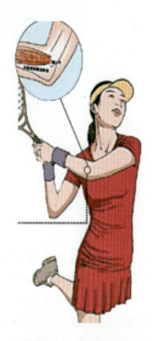

▶▶ 图 4-1 打网球损伤

病因病理:本病的病因,至今还不大清楚;病理变化较也比较复杂,外伤因素少见,有人发现运动员或一般人,掌心朝前猛提重物、用力不当可引起肌纤维在肱骨外上髁部分撕脱。骨科门诊最常见的是原因不太肯定、长期反复做某些动作,可能与长期屈肘工作引起该处的慢性损伤有关:比如,常见的爱屈肘织毛衣、绣十字绣、做清洁的患者(向前推墩布时,前臂旋前用力)等。最近几年,网球肘(图 4-1)的病例也发生于长期玩手持电子游戏的儿童和一些办公室工作人员。30~60 岁手工劳动者、在服装行业做纺织工的中年妇女发病率也很高(图 4-3)。

症状:肘部外侧,反复疼痛,偶尔手臂疼痛向下放射到手腕部。常在拧毛巾、掌心朝前姿势提重物(如提起暖水瓶倒水)时发生疼痛,肘关节不能完全伸直。肱骨外上髁、桡骨小头有明显压痛(图 4-4),疼痛一般持续 6~12 周,不少患者症状可迁延长达数年。

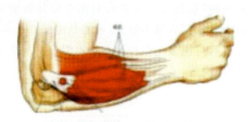

▶▶ 图 4-2 肱骨外上髁(前臂伸肌止点)

治疗:常规镇痛治疗可选用双氯芬酸钠(扶他林)、洛索洛芬钠(乐松)等,可局部按摩(图 4-5)以减轻肌肉水肿痉挛;对顽固性网球肘患者,可做局部封闭,能快速减轻症状,但此法不能长期应用。发病时也可患肢手握 500g 重物,一手托肘下,行屈伸肘功能康复锻炼(图 4-6)。电刺激既可治疗又可预防本病的再损伤复发(图 4-7),在前臂背侧伸肌的肌腹上贴两片电极板,开动机器进行治疗,可见手腕间隔 5~6 秒背伸 1 次,进行有规律地康复治疗。

第4章 上肢的麻木和疼痛

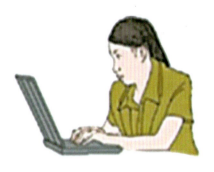
常屈肘

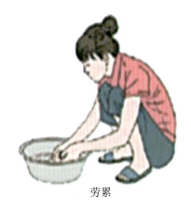
劳累

▸ 图4-3 肘部劳累

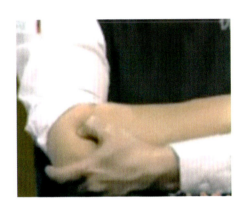
▸ 图4-4 压痛点

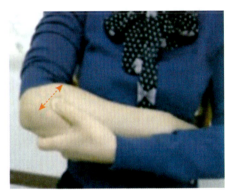
▸ 图4-5 局部弹拨按摩

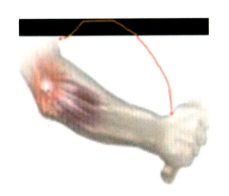
▸ 图4-6 屈伸肘锻炼

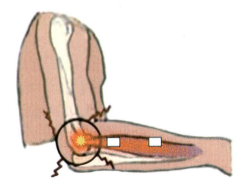
▸ 图4-7 压痛点与方块为放电极板位置

第二节　腕管综合征是怎么引起的

腕管综合征为正中神经受压,发生示(食)指、中指和环指(无名指)麻木。好发年龄30～50岁,女性为男性的5倍,尤以糖尿病、类风湿、痛风患者好发,常误诊为颈椎病。临床表现主要为正中神经受压,示指、中指和环指麻木,刺痛可呈烧灼样痛,其特点为夜间加剧,患者常在睡眠中痛醒,要起身甩手后才能减轻;因为人们睡眠时都会自然放松掌而垂腕,所以骨科门诊检查屈曲患者腕关节1～2分钟(Phalen试验)或叩击腕横韧带中点(Tinel试验)时,可诱发中指和环指麻木加重(图4-8)。病程较长者,可有大鱼际肌萎缩。在腕管内封闭注射,如疼痛缓解则有助于确诊(也起治疗作用)。肌电图检查可明确诊断和指导治疗;正常时正中神经从近侧腕横纹到拇对掌肌或拇短展肌之间的运动纤维传导速度<5μm,腕管综合征时>8μm者,应考虑手术治疗。

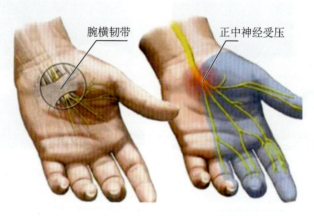

▶图4-8　正中神经在腕部受压,致其支配区麻木,感觉减退

腕管综合征预防:可由多种病因引起,多数患者是因手、腕部活动过度所致,于是现在又有人对这个早于"鼠标"100多年就已存在的病,创造出新的诊断名词——"鼠标手",用计算机工作的人并未显得比他人容易得这种病。没有必要标新立异,混淆视听,影响防治工作。

引起腕管综合征的原因:①局部引起腕管容积减小的因素,如桡骨下端骨折(Colles)、桡骨远端骨折(Smith)、舟骨骨折及月骨脱位后畸形愈合,以及肢端肥大症等。②引起腕管内容物增加的因素,如脂肪瘤、纤维瘤、腱鞘囊肿、腕管内肌肉位置异常、非特异性滑膜炎、血肿等。③全身性因素,如糖尿病、酒精中毒、感染、痛风等。④其他,如妊娠、口服避孕药、长期血液透析、甲状腺功能减退等。还有一部分

第4章　上肢的麻木和疼痛

患腕管综合征的患者病因尚不清楚。总之,手及腕活动强度大时,注意劳动期间,有张有弛,适当休息,放松腕部,也许有助于防止腕管综合征的发生。

治疗:对早期、症状较轻者,可非手术治疗,口服双氯芬酸钠(扶他林)或腕管内皮质类固醇激素封闭,尺侧进针,针尖指向中指,针管与皮肤成30°左右,注意一边慢慢进针2~2.5cm,进入腕管,一边问患者有无触电感,如有感觉异常,需退出针头重新变换位置,勿伤正中神经,确定无误后,注入曲安奈德0.5g加2%利多卡因1ml局部封闭。夜间入睡后手指麻木者,可用小夹板等固定腕关节于伸直位,有缓解效果。另外,必须注意同时积极治疗原发病。如果患者患有类风湿关节炎、糖尿病、甲状腺功能减退等原发病。症状严重、非手术治疗2个月无效者应及早手术治疗。通常行腕横韧带切开腕管减压术即可。

第三节　弹响指让你攥不了拳

弹响指即手指屈指肌腱狭窄性腱鞘炎,不少见。一些患者忽然感到手握拳困难,屈指、伸指功能障碍,恐惧"手足拘紧"是个大问题,其实这只是手指屈肌缩窄性腱鞘炎或称"扳机指",是最为常见的手外科疾病之一,其主要表现为患者在屈指、伸指活动过程中,在掌指关节掌侧感觉酸胀、疼痛,弯不了手指,握不紧拳,严重者会出现弹响,所以又称为"弹响指""扳机指"。

病因:成年人、儿童均可患病,但其病因和治疗方法却不尽相同,小儿的手指屈肌腱鞘炎,有人称之为先天性狭窄性腱鞘炎,但还存争议。成年人手指屈肌腱鞘炎的病因多因患指劳损有关,在短时间内反复屈、伸患指,导致腱鞘组织发生无菌性炎性改变,最终致腱鞘增厚,鞘管狭窄,女性(妊娠或月经期)激素水平的变化,也可导致手指屈肌腱肿胀,尚有一些疾病的加重因素,诸如寒冷刺激、糖尿病、肌腱周滑膜炎、类风湿病等。由于腱鞘水肿增厚、而腱鞘的容积有限,因而形成对肌腱的狭窄性卡压(图4-9)。

检查:可在掌横纹处找到正痛点,触及腱鞘异常增厚,硬结,屈、伸患指局部有"咯咚咯咚"的震动感。

治疗:镇痛药双氯芬酸钠、洛索洛芬(扶他林、乐松)等都可选用镇痛,但粘连增厚的组织常难以消除,局部封闭准确注入腱鞘内(此时患者可感到药向手指根方向流动发胀)(图4-10)。迁延不愈者,可考虑在局麻下手术切开腱鞘,一劳

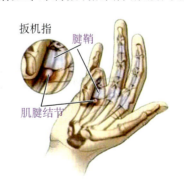

图4-9　"弹响指""扳机指"解剖

永逸(图 4-11)。

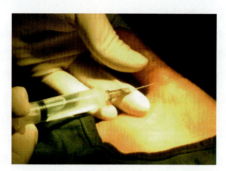
图 4-10 局部封闭

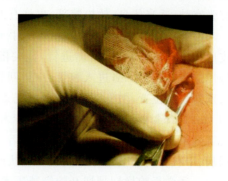
图 4-11 腱鞘切开

第四节 桡骨茎突狭窄性腱鞘炎

桡骨茎突狭窄性腱鞘炎是由于拇长展肌和拇短伸肌一起"挤"在桡骨茎突旁的一个腱鞘中,原因不明,发炎时,局部反复水肿,导致鞘壁增厚变窄,可致腕关节桡侧疼痛,无力提物(图 4-12),局部无一般炎症的红、肿、热等表现,且疼痛往往与局部活动相关。握拳时尺偏腕关节的桡骨茎突处出现疼痛,有时可扪及疼痛性结节(图 4-13),经用镇痛药,局部封闭等长期非手术治疗不愈者。可行局麻下腱鞘松解术。松解术中,应轻轻牵开两侧的神经和血管,避免损伤(图 4-14)。

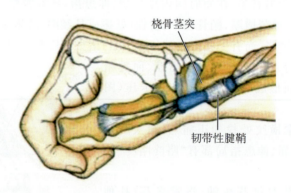
图 4-12 桡骨茎突腱鞘解剖

第4章 上肢的麻木和疼痛

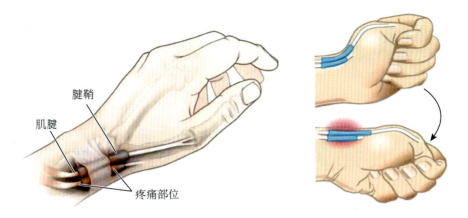

▶▶ 图 4-13 桡骨茎突狭窄性腱鞘炎的疼痛部位

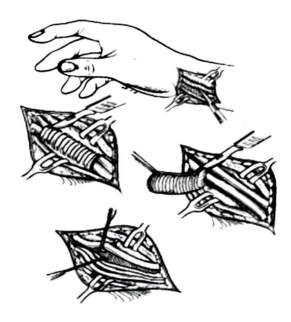

▶▶ 图 4-14 桡骨茎突腱鞘切开术

让人痛苦的肩关节痛

骨科门诊常见的疾病是肩周炎，一些书上命名为"五十肩"，这是一个认识误区，其实各年龄段的人都会得，只是肩周炎早期症状较轻时影响肩关节活动不大，时好时坏，年轻人不以为意，等到病变迁延到中老年时，病变到了中晚期，肩关节出现粘连，局部肌肉僵硬、萎缩，导致影响穿脱衣裳，肩关节像被"冻住了"，俗称"冻肩"，这时才着急到医院求治。患者怕冷，但不是受寒患的病。肩周炎是由于肩关节周围肌肉无菌性炎症引起的，但各块肌肉从症状到治疗各不完全一样，不能笼统诊断为肩周炎，简单地让患者吃点镇痛药，回去抡抡肩关节、练练"爬墙"就行了，这样治疗效果当然不会太好；而且会反反复复，使肩周炎这种并不复杂的病，至今仍然是门诊老大难问题，许多患者到处求医，老治不好，其实，如果能真正了解病是怎么得的，是哪块或哪几块肌肉得了病，采用治疗方法得当，治好并不难。

第一节 肩关节为什么容易痛

肩关节为什么痛，要从肩关节的解剖结构及其受力特点去认识，盂肱关节是浅浅的球-窝关节，肩盂和肱骨头之间接的骨性锲合非常少，所以关节有非常大的活动度，其稳定度得靠关节囊和韧带组织及关节周围的几块肌肉的稳定作用。盂肱韧带系统主要防止肩关节过度的外旋，其下部的韧带结构还是防止肩关节向前脱位的最重要的结构，肩袖、肱二头肌和三角肌组成动态稳定结构，共同作用以提高肩关节稳定性。"肩袖"实际上是由其中的四块肌腱组成：从前至后分别是肩胛下肌腱、冈上肌腱、冈下肌腱和小圆肌腱，它们像袖套一样包裹着肩关节肱骨头，故称之为肩袖，肩袖的存在为肩关节提供了良好的内在稳定性和精确的空间位置控制能力。所产生的力矩能够与三角肌产生的力矩平衡，使合力的方向指向关节盂的中心，抵抗三角肌收缩产生的向上的牵引力，维持了肩关节在上举过程中的稳定。

第 5 章　让人痛苦的肩关节痛

肩关节因胸椎有肋骨胸廓的支撑,受损伤机会似乎应相对较少,但临床上肩周炎患者并不少见,这是由于除关节骨结构连结并不稳定外,还因人们多用双臂劳动,肩胛区软组织牵拉劳损则相对较多。当老年颈-胸段椎间盘蜕变而引起椎间失稳或颈胸段出现后凸加重时,下颈上胸段脊椎失稳易发生脊椎错位,加剧肩胛区软组织劳损。

第二节　各种类型肩周炎的不同治疗方法

因肩部的盂肱关节活动范围大、稳定性较差,加上平常的过久内收位姿势,很少外展上举肩关节运动;另外,当人们用双臂劳动时、下垂肩提拉重物劳动时,为稳定肩关节而容易过度牵拉,所以肩胛区软组织受牵拉劳损机会相对较多;肩关节的平衡和稳定,一是须要保护肩关节的几块主要肌肉以保持健康,二是肱骨头和关节盂之间须保持密切相接(主要由肩袖来完成)。肩关节肌肉的平衡失调是肩周炎发病因素,冈上肌、肱二头肌、肱三头肌是三块主要参与肩关节运动、稳定肩关节的肌肉,尽管劳动是多块肌肉协力行动,它们是有一定分工的,因解剖位置和功能不同,冈上肌、肱二头肌、肱三头肌发生肌腱炎,可引起三种临床上症状不同、治疗、康复也有所区别的三种类型肩周炎,应仔细分析。当人们进入中老年之后,如再不注意锻炼这些肌肉,肌肉的老化也在加速,肌力和稳定功能下降时,肩胛区软组织劳损即加剧,容易发生肩周炎,成为困扰中老年人的常见病。俗称"五十肩",严重时肌肉退化粘连僵硬,又称"冻肩"。现在,也有新的分类方法把冈上肌腱炎归为肩袖损伤,早期处理并无多少区别。

1. 冈上肌腱发炎的肩周炎,使肩关节外展受限　以冈上肌腱发炎为主的肩周炎(目前也有人将肩袖损伤的早期阶段称为冈上肌腱劳损),使患者的肩关节疼痛不能外展,冈上肌位于肩背部的肩胛骨冈上窝内,被斜方肌覆盖。起自冈上窝,肌束向外跨过肩关节之上,止于肱骨大结节(图 5-1)。其作用是使肩关节 0~15°外展,其后与三角肌共同使肩关节全部外展。它的不利体位是日常过久的内收牵拉和缺少外展运动,如长时间伏案工作。

诊断:肩部痛,肩不能外展,脱衣、梳头困难,压痛点在三角肌深面,检查时医师一只手外展患者的患肢,有时可发现患肩有不同程度的僵硬,另一只手按压靠近肩关节的的肩峰下部位的肱骨大结节,可找到明显压痛点(图5-2),做好标记。

治疗:①治疗无菌性炎症,镇痛,服扶他林或乐

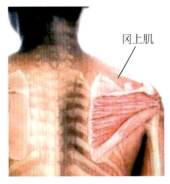

▶图 5-1　冈上肌的位置

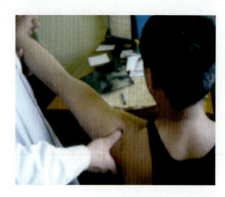

▶ 图5-2　冈上肌压痛点

松等药，为肌肉平衡康复锻炼创造条件。可以在此部位做封闭或者贴麝香壮骨膏。②做使肌肉劳损的不利体位逆向锻炼，是肌肉康复的最好方法，如本病发生是过度的内收牵拉造成的，所以应做使肩关节外展的"爬墙操"，要注意不同肌腱发炎引起肩周炎，做法略不同。在冈上肌腱炎时，需要的外展锻炼操做法是，患者做"爬墙"操时应在墙边侧身站立，患肢外展，手掌搭扶在墙上，慢慢一点点往上爬，到无法再爬上时（开始痛了）就原位停住，然后让患者的身体慢慢向侧方贴向墙方向倾压，带动下压肩关节，每次身体都应下压到肩部有一点痛，但能耐受的程度才停，才有松开粘连、才有效果，然后放松回来，间隔5秒再重复做（图5-3，图5-4）。20分钟1个疗程，每天做2～3个疗程。很多患者因肩关节已粘连僵硬，无法做"爬墙操"，可先练习"协和健身椅子操"。在向后伸展双臂至略感疼痛时才停（患者必须经历由痛到不痛过程，不痛就得不到锻炼的效果），在能耐受疼痛的情况下旋转肩关节，才能一步步松开肩关节粘连，正常人如能每天练"协和健身椅子操"20分钟，就可预防肩周炎发生。很多患者由于怕痛或开始锻炼时有点痛，就误以为练坏了而不敢活动关节，久而久之导致肩关节各方向的活动均受限，以外展上举最为严重，严重影响日常生活，肩关节周围的粘连日益加重，形成"冻结肩"。

病程较长的患者，肩关节粘连明显，关节僵硬，活动困难，需先用炒热的沙袋或盐袋，热敷肩关节或局部封闭治疗后，然后再进行肩关节锻炼十天半个月，才能慢慢松开粘连。患者只要能坚持都可得到理想的治疗效果。

电刺激治疗，在冈上肌的肌腹上放2个电极板，2个电极板的中心点相距7～8cm（图5-5），按电刺激要求进行治疗，有辅助治疗作用。

2. 肱三头肌腱炎型肩周炎　肱三头肌位于上臂后侧，长头起自肩胛骨关节盂下方的粗隆，向下行于大小圆肌之间，外侧头在外侧桡神经沟的外上方，内侧头被外侧头覆盖，起自

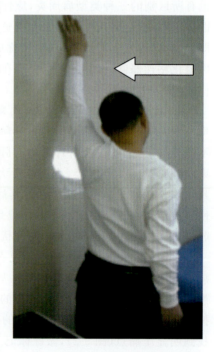

▶ 图5-3　侧身爬墙操

第 5 章　让人痛苦的肩关节痛

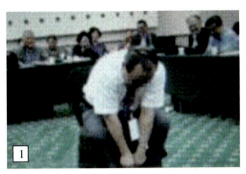
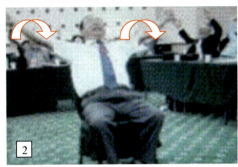

▶图 5-4　外展及旋转肩关节

桡神经沟的内下方，三头合为一个肌腹，以扁腱止于尺骨鹰嘴（图 5-6）。其在肱二头肌放松时起到伸直肘关节的作用，更多是在肩关节各项运动中，通过其收缩的拮抗作用，协助完成肩关节许多动作和维持肩关节某个姿势，它如和肱二头肌同时收缩时完成提重物动作；其他，如在黑板上写字、抬手梳头、穿脱衣服等都有它参加，它发炎时，许多动作都会引发它的疼痛，如脱衣需要有后伸肩和伸直肘关节时，就会感到上臂的外侧疼痛，穿脱衣服很困难。在检查肱三头肌止点的压痛点时，让患者背对医师站立，在腋窝的皮纹"人字缝"顶点略靠内上方，可触摸到一个

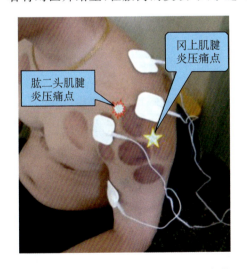

▶图 5-5　冈上肌压痛点（星标）与放电极板位置（后一组）[肱二夹肌压痛点（红星标）与放电极板位置（前一组）]

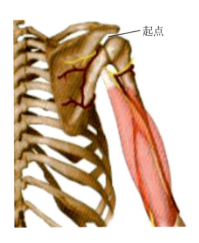

▶图 5-6　肱三头肌起点

47

压痛点,那是肱三头肌在肩胛骨盂下粗隆附着点(图5-7)。也可在检查时让患者侧身,把患者的手臂向外展90°,上臂(胳膊)与肩胛垂直的地方一压就可以找到痛点,发炎的时候除了局部痛之外还可以顺着上臂的外侧放射(图5-8),造成上臂的外侧痛,患者脱衣服困难,痛点很难找,患者常常搞不清楚是哪里痛?所以把膏药贴在上臂的一侧,是贴错部位了。应该在压痛点上面画个符号,患者可在符号处正确贴膏药。治疗同冈上肌肌腱炎一样,扶他林25mg,每日3次,饭前口服,同时做"协和健身椅子操"向后伸展上臂,同时再多做几个旋转肩的动作,既治病又防病。

电刺激治疗:做法同冈上肌肌腱炎。在上臂外侧肱三头肌的肌腹上放2个电极板,进行治疗,压痛点与放电极板位置见图5-9)。

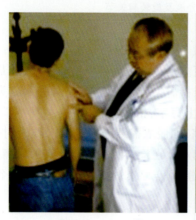
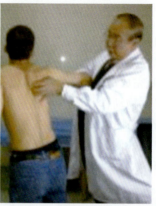

▶图5-7 压痛点

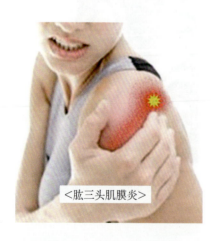

▶图5-8 上臂外侧放射痛区

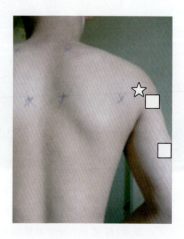

▶图5-9 星标为压痛点与方块为放电极板位置

3. 肱二头肌肌腱炎 "长头"起自肩胛骨关节盂的盂上结节,"短头"起自肩胛骨的喙突;两头相汇,肌腹向下延续为肌腱,经肘关节前方止于桡骨粗隆(图5-10)。主要功能是屈肘作用。压痛点在喙突的下方,肱二头肌的止点,在图5-11标黄点处的肩关节的"窝"里面,发炎时,肩关节疼痛和肩关节外展外旋受限,患者抬手做梳头状动作时很困难,疼痛放射到上臂前侧(图5-11)。扶他林25mg,每日3次,饭前口服,同时做肱二头肌的肌腱炎的"爬墙操"。

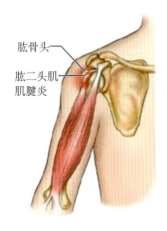

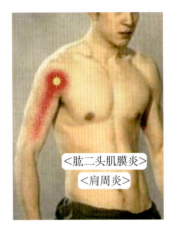

▶ 图5-10 肱二头肌位置与解剖　　▶ 图5-11 压痛点(黄点),痛放射部位(红色)

"爬墙操"练习:患者贴近墙面向墙站立,将患肢手搭在墙上,一点点慢慢往上爬,爬到再也上不去的时候(开始疼痛了)就停下来,然后身体慢慢向前倾压,贴向墙面,带动往下压肩关节,锻炼的时候,要身体下压到肩部有点疼痛,但在能够耐受的程度,才有效(图5-12)。同样,患者因肩关节已粘连僵硬,无法做"爬墙操",可先练习"协和健身椅子操"。肩周炎患者在做"协和健身椅子操"时,上肢强力向后伸展到一定程度时,再继续做几下旋转肩关节的动作,这样反复锻炼,就把防治肩背疼痛和肩周炎的练习操结合起来了,"协和健身椅子操"容易掌握、容易做,做时耐受疼痛程度可以自己控制,当肩关节部位的肌肉松开不痛了以后,还应该不断巩固,防止复发。

电刺激治疗(图5-13)做法同冈上肌肌腱炎。在上臂前内侧肱二头肌的肌腹上放2个电极板,进行治疗。治疗中可见肌肉收缩隆起,肘关节会微屈。

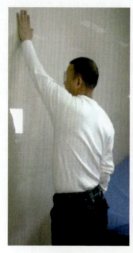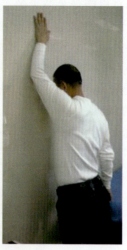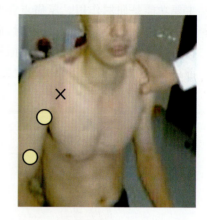

▶ 图 5-12　面壁"爬墙操"　　　　▶ 图 5-13　压痛点(×)与放电极板(O)位置

第三节　肩周炎为何经常在夜间痛得历害

　　夜晚疼痛加重为肌肉"软组织"炎症特征。同样肩周炎也表现为肩臂部多处疼痛和夜晚疼痛加重现象,重则夜不能眠,不是肩袖损伤特有的。基础和临床研究认为,肩周炎的疼痛,一方面是由于无菌性炎症充血、血流淤滞和组织水肿压迫末梢神经引起(与肩袖损伤早期表现大致相同,磁共振成像表现基本一样);另一方面,局部炎性产物(例如,组胺、5-羟色胺、激肽类、钾离子、氢离子等)积聚滞留和浓度升高,这些物质会强烈刺激痛觉神经,引起疼痛。另外,炎性产物还可直接作用于小血管平滑肌,引起小血管扩张充血,并使血管壁通透性升高,血浆和白细胞渗出增加,加重"软组织"肿胀和淤滞,使炎症扩展。当夜晚休息时,骨骼肌处于静息状态,收缩挤压作用减少,加上局部血流量较白天减少,使炎症的代谢产物不能被稀释和迅速运走,而在局部积聚,浓度升高,对局部痛觉神经的刺激增强,使在夜晚疼痛加重。所以,临床医师在压痛点滑动按摩后,疼痛立即大幅度减轻。就是由于熟悉人体解剖,能准确找到痛点,通过局部滑动按摩,将疼痛点积聚的炎症代谢产物向四周驱赶散开,使其浓度下降,刺激强度减少而疼痛即刻缓解。在局部做好标记,教会患者及其家属,回家如法按摩,效果一样。

第5章 让人痛苦的肩关节痛

第四节 如何区分肩袖损伤与肩周炎

肩袖是由冈上肌、冈下肌、肩胛下肌、小圆肌的肌腱在肱骨头前、上、后三方形成的"袖套样"肌腱复合体(图5-14)。位于肩峰和肱骨头之间,主要功能是维持肩关节稳定和肩关节运动,保护肱骨头不受三角肌牵拉上移,避免与肩峰撞击,肩袖肌群在近肱骨大结节止点处融合为一,这是一组十分重要的结构。由于肩袖和肩关节的紧密关系,肩周炎和肩袖损伤常有同样的主诉和症状,肩关节疼痛或僵硬,上肢抬不起来,夜间睡眠时经常会痛醒等。两者很容易混淆。

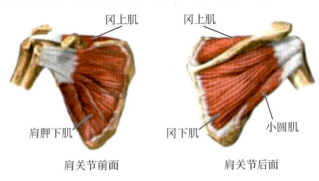

▸▸图5-14 肩袖的"袖套样"肌性结构

1. 两者症状、体征的鉴别要点

(1)症状与病史

①急性损伤史:如果有下述一些情况要除外肩袖损伤,创伤可根据致伤暴力大小而分为外力创伤与反复的微小创伤,常见于猛提重物、摔倒时肩部支撑、突然暴力牵拉肩部等,如在公共汽车上手扶拉杆站立的乘客,突然遇到急刹车等情况。患者常需仔细回忆才能想起曾经拉伤过肩关节,如上肢撑地或突然强力撑双(单)杠或用力提拉重物等。

②慢性劳损:在经常参加某种体育运动人群中较多见,如网球、棒球、羽毛球、游泳、登山等需要上肢举过头顶的运动人群;日常生活或运动中的反复微小损伤造成的肌腱内肌纤维的微断裂,在肩袖损伤中比急性损伤更重要。

③按肩周炎治疗:久治(有些人建议一年)仍不愈者,要怀疑肩袖损伤。

(2)体征

①压痛点:肩袖损伤的压痛多见于肱骨大结节近侧,或肩峰下间隙部位;冈上肌腱炎所致肩周炎的压痛点则在冈上肌止点,肱骨大结节[图5-15示在肩峰下三角肌的深面进行临床检查的按压时,实际上,患者很难精准告诉医师在冈上肌断裂

点前后只相距几毫米（mm）范围内，是前一点痛还是后一点痛些]。

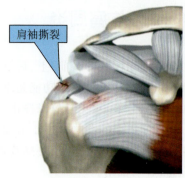
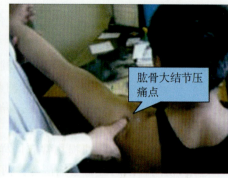

▶图 5-15 临床按压检查局限的冈上肌痛点时，很难判定是前一点痛、还是后一点痛些

②功能障碍：肩袖大型撕裂者，主动上举及外展功能均受限。外展与前举范围均<45°，但被动活动范围可无明显受限（实际上都有不同程度受限）。"肩周炎多见关节粘连僵硬，被动活动也搬不动的特殊体征。

③坠落试验：医师用手抬高患者患臂至上举 90°～120°时，突然撤除手托支持，患臂不能自主维持上举姿势，而发生患臂坠落和疼痛，即为肩袖撕裂的阳性体征。可疑者应做 X 线或 MRI 检查。

（3）医学影像检查

①X 线平片：显示肩峰下间隙狭窄。X 线平片检查时偶可见肩峰与肱骨头顶部间距缩小（图 5-16）。正常范围为 1.2～1.5cm，<1.0cm 应为狭窄，≤0.5cm 提示存在广泛性肩袖撕裂。这是由于肩袖撕裂后，肩关节稳定性破坏，在三角肌牵引下可促使肱骨头上移所致，X 线平片显示肩峰下间隙狭窄，一般提示存在大型肩袖撕裂。

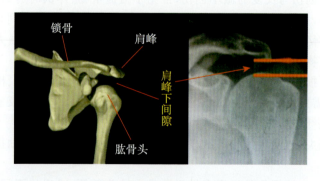

▶图 5-16 肩峰与肱骨头顶部间隙解剖与 X 线片

②磁共振成像(MRI):对肩袖损伤的诊断是一种重要的方法,能依据受损肌腱在水肿、充血、断裂以及钙盐沉积等方面的不同信号显示肌腱组织的病理变化(图5-17)。但是过高的敏感性导致较高的假阳性率,影像学诊断也不是绝对可靠的。所以,MRI常常给出的"肩袖损伤"中性报告,涵盖了从水肿、充血到撕裂病理变化,两者变化的治疗方法完全不同。还需进一步提高和实践检验,特别是对照研究MRI所见与关节镜所见(图5-18),积累经验,建立较为准确判定标准。

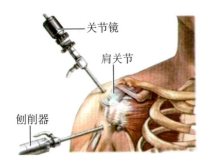
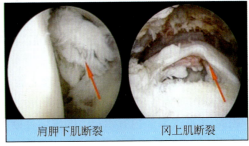

▶▶图5-17 关节镜检查能准确诊断损伤部位

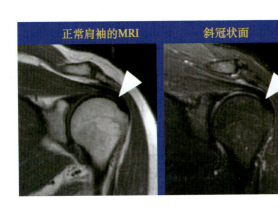
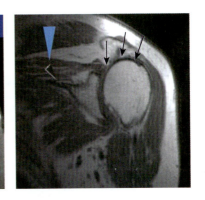

▶▶图5-18 MRI显示正常冈上肌(白箭头)与断裂的冈上肌(蓝箭头)

2. 在门诊如何处理两者一时分不清楚肩关节痛的患者

(1)无明显外伤史的患者:一律进行全面肩关节检查,找到压痛点,先按三种肩周炎诊断和治疗方法,严格进行制定的规范治疗,因为这两种病的早期治疗并无多大区别,大多数均能得到有效治疗(包括不少院外诊断为"肩袖损伤"病例)。在肩周炎存在有无菌性炎症渗出水肿时,肌肉组织变得很脆弱,因而非常容易受到损伤和撕裂。严禁进行暴力按摩、吊单杠及做俯卧撑等不科学治疗。

(2)经严格治疗无效者或有比较确定的损伤史:如上肢撑地、突然强力撑双(单)杠或用力提拉重物等,而影像学检查又有可疑时,建议做关节镜检查,能比较准确诊断(图5-17),一经确诊,可立即同时进行肩袖清理修补术。

第五节 肩袖损伤治疗

1. **肩袖损伤的非手术治疗** 包括休息、三角巾悬吊、制动2~3周,同时局部施以物理疗法,以消除肿胀及镇痛。对疼痛剧烈者可采用1%利多卡因+皮质激素做肩峰下滑囊或盂肱关节腔内注射。疼痛缓解之后即开始做肩关节功能康复训练。经一般肩周炎规范治疗1~2个月后,如疼痛仍不缓解,应进一步检查有无肩袖撕裂。

2. **手术治疗适应证** 肩袖损伤确诊之后,应早期处理,一般认为,3周以内的损伤属于新鲜损伤,3周以上的属于陈旧性损伤。①新鲜肌腱断裂:断端不整齐,肌肉水肿,组织松脆,盂肱关节腔内有渗出。②陈旧性断裂:断端已形成瘢痕,光滑圆钝,比较坚硬。非手术治疗无效的肩袖撕裂(图5-18)合并明显肩峰下撞击因素的肩袖撕裂一般不能自行愈合,确诊后可以进行微创关节镜手术治疗。只需要在肩关节上开几个小口放入摄像镜头和操作器械,就可以完成肩袖的修补和骨刺切除(图5-18),建议对照分析研究MRI和关节镜下所见,积累术前诊断的经验(图5-19)。

3. **术后进行系统的康复治疗是取得满意疗效的基本条件** 若出现肌肉萎缩:在相应部位用电刺激辅助治疗,可加快康复。

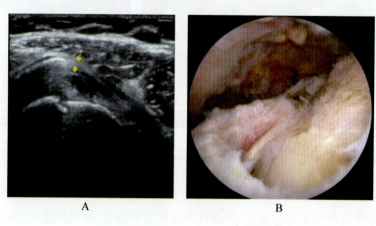

▶图5-19 对照研究磁共振成像(A)与关节镜(B)下所见

中老年人驼背和背痛的原因

胸背部疼痛和驼背的原因很多,脊柱本身的先天性畸形和骨质破坏病变(如脊椎肿瘤和结核等)都可引起,它们均有较明显的影像学所见。本节仅重点讨论由于胸背部肌力失衡所致驼背与背痛的多种病变。

胸椎有肋骨胸廓的支撑,受伤机会相对较少,但人们在日常生活、工作中,多用双臂活动,许多肌肉跨区分布,从颈椎到肩部再到胸背,活动度大且要维持脊柱的稳定平衡,故容易造成劳损。当老年人颈椎和胸椎的椎间盘退变而引起椎间失稳时,出现肩背部软组织劳损,从而出现胸背痛和驼背。

第一节 胸背肌力失衡可引起哪些病痛

胸背部肌力失衡是引起驼背和背痛等多种病变的主要原因。在一些年轻人或运动员中,胸大肌和背肌平衡失调是造成驼背的主要原因。特别是过于偏爱胸大肌发达的锻炼,常可引起驼背(图 6-1);对于伏案工作的人,肩胛骨前移,长时间紧张牵拉肩胛骨内缘和脊柱之间的背部肌肉,很容易发生劳损,肌肉不活动就会逐渐萎缩,而其中最容易萎缩的就是菱形肌,人们恰恰在日常活动中,又最缺乏背部伸展活动和扩胸运动(该运动能使背部肌肉得到休息),所以很容易在肩胛骨内缘和脊柱中线之间的部位,发生胸背部肌纤维组织炎[诊断为"菱形肌筋膜炎"更贴切(图 6-2)],出现"背痛"。然而,真正由于胸背肌力失衡,严重影响人体健康的是驼背,常出现在 40 岁之后。胸椎的生理性后凸 63°($胸_2$ 的上缘线与$胸_{11}$ 的下缘线形成的夹角),>63°则为驼背。一旦出现,会使老年人越来越变矮,常常发生脊柱压缩性骨折。

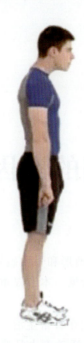

▸ 图 6-1 运动不当导致的驼背

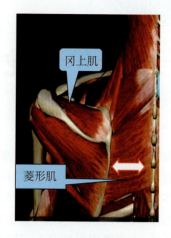

▸ 图 6-2 菱形肌

第二节 中老年人驼背是年轻时种下的祸根

　　胸椎有肋骨胸廓的支撑,受伤机会相对较少。但由于颈椎处于负担较大的头颅与活动较少的胸椎之间,活动度大又要支持头部平稳,人们在日常生活工作中,脊柱各部多处于屈曲位时居多,所以,下位颈椎易劳损,并带动颈胸段脊柱向前弯曲度发生变化,影响胸椎的生物力学的平衡。年轻时,为了工作、事业拼命工作,而长期伏案、使用电脑、驾车(图 6-3);回到家里疲惫不堪,又不懂得进行相应调控锻炼,还经常歪斜在沙发或床上看电视、无节制地玩手机、枕高枕头等。都会令人体颈椎和颈胸段长时间保持单一姿势,使脊柱后部肌肉和连接结构被过度牵拉,承受更大应力,正是由于许多人年轻时,不注意调控颈部肌力失衡,使颈后部肌肉萎缩,伸直颈的功能下降、平衡失调,首先出现的反应是疲劳,背部酸痛,这是大脑向您发出的病理信号,再不注意调控颈部肌力失衡,在疼痛症状出现一段时间之后,就会发生无菌性炎症,腰酸背痛加剧,产生肌肉退化,使颈部肌肉萎缩,不能昂首,甚至造成颈椎前倾,胸椎随之前弯,逐渐由不能昂首发展到不能挺胸,很多年轻人就呈现不健康的"豆芽体型"。由于颈椎前倾,颈胸段及上胸段代偿前弯,身体垂直重力线前移(图 6-4),就出现了驼背。所以"驼背"并非是一种年龄大了的必然现象,而

第 6 章 中老年人驼背和背痛的原因

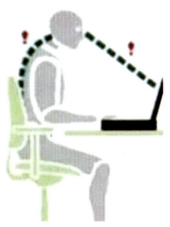
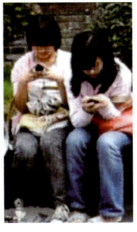

▶▶ 图 6-3 过度屈颈、弓背、弯腰

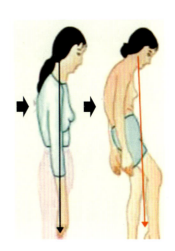

▶▶ 图 6-4 身体重力线前移

是由于背部肌力下降,胸椎不能维持伸直而逐渐发生后突所引起的形态改变,引发人体重力线前移,是可以防治的,应在出现轻度的驼背时,及时采用有针对性、有效办法加以防范,锻炼背伸肌尤为重要。做"协和健身椅子操"是一种方法。

驼背不仅产生反复发作的背痛,到了中老年危害更大。驼背造成人体的重力线前移,会使已有骨质疏松的胸椎椎体(特别在胸腰段椎体)的前部承受的压力明显增加,就可能发生负重压缩变形(是骨小梁骨折,)从而导致圆背、胸椎前倾、身材缩短、变矮。严重时还可使胸椎弯曲加剧,形成驼背,以女性尤为明显(图 6-5)。

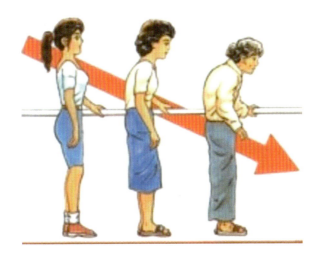

▶▶ 图 6-5 驼背逐年加剧(来自 360 网)

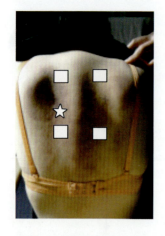

▶图6-6 胸椎两侧伸肌的同步电刺激治疗

背曲加剧反过来又需颈椎代偿前弯,形成恶性循环。严重时摔个"小跤"、甚至打个喷嚏就可能发生脊椎压缩性骨折。所以,人们在出现轻度的驼背时,就应针对背部肌肉薄弱、松弛无力,及时采用有针对性、有效的办法加以防治,背部伸肌伸展锻炼尤为重要,矫正锻炼的目的是加强背部伸肌的力量,并拉伸胸部前面的韧带。单纯做瑜伽、散步不能代替背部伸肌伸展锻炼。天天坚持做"协和健身椅子操"可以防治兼备。胸椎旁两侧伸肌的同步电刺激治疗,有助于消除疲劳,强壮肌肉(图6-6)。其运动量和对全身好处,不亚于走步。

第三节 不要把菱形肌筋膜炎的胸闷和背痛当心脏病治

因长时间伏案工作,过度玩电脑和手机,弯腰弓背,使两肩胛骨呈外展姿势,使肩胛间区的肌肉和软组织牵拉劳损,肌肉附着点就会发生无菌性炎症,肌肉逐渐退变萎缩,而其中最容易劳损萎缩的就是菱形肌(图6-7,图6-8)。当了解它的发病机制时,诊断治疗并不难:于菱形肌所在部位(相当于胸$_{5\sim6}$水平),位于肩胛骨内缘和脊柱中线之间;出现疼痛和压痛点,检查时要让患者双手交叉抱紧并略弓背使肩胛骨呈外展,才能在肩胛骨和胸椎之间找到压痛点(图6-7、图6-8的星标处),它

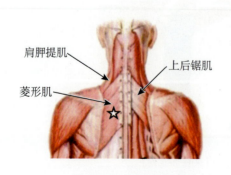

▶图6-7 菱形肌解剖位置及压痛点

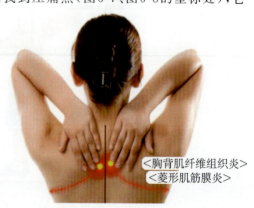

▶图6-8 星标为压痛点及放射情况

第 6 章　中老年人驼背和背痛的原因

会刺激邻近的肋间神经,向前胸放射;产生胸部持续压闷感(与心脏因供血不全时的阵发性压闷感不同),常误诊为心脏病或肋间神经痛(图 6-9),常会误将膏药贴左胸骨旁或肋间。

防治方法很简单,只需口服扶他林,以及痛点滑动按摩或外贴麝香壮骨膏,可很快缓解。经常反复做扩胸运动,使菱形肌收缩夹紧肩胛骨的动作,拉近肩胛骨和背脊间的距离进行防治锻炼(图 6-10)。"协和健身椅子操"就有锻炼菱形肌的动作。也可在菱形肌体表皮肤上放置电极板(图 6-11 示星标为压痛点及贴膏药部位,方块为放电极板位置)进行电刺激治疗。

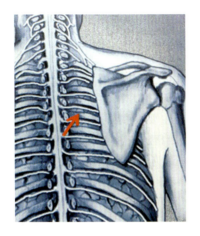

图 6-9　疼痛沿肋间神经放射到前胸

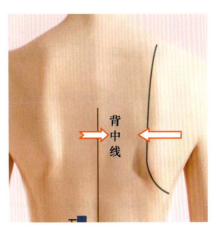

图 6-10　扩胸运动使菱形肌收缩肩胛骨向脊柱的锻炼

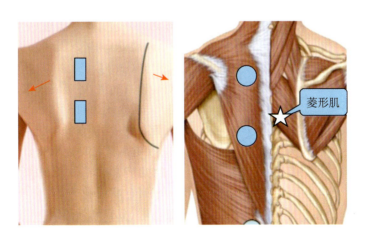

图 6-11　肩胛骨过度外展牵拉菱形肌(箭头、☆),方块为贴膏药部位,圆片为皮肤上放电极板位置

★**典型病例**：患者，男性，65 岁。喜玩电脑、手机，因左前胸经常反复发作持续时间较长的压闷感和疼痛半年余，虽然冠状动脉造影显示狭窄仅 45% 左右，心内科医师认为无做介入放支架手术指征，但患者因整日胸闷不适持续存在，害怕"心肌梗死"，坚持要求入院行放置支架手术。术前其侄前往探视，认为其叔父症状与自己以前患过的背部菱形肌筋膜炎相似，遂带其叔父前来笔者办公室会诊，查左胸背部胸₄椎旁有明显压痛点，给予局部滑动按摩后，顿感胸闷明显减轻，经口服扶他林 25mg，每日 3 次，饭前口服，压痛点贴敷麝香壮骨膏，1 天后症状基本缓解而出院，嘱节制久坐玩电脑，每天坚持做"协和健身椅子操"，随访 2 年余，感觉一直良好。

第四节　青壮年强直性脊柱炎的骨科诊治

强直性脊柱炎是一种原因未明的疾病，男女发病之比为 2∶1～3∶1。起病多为 15～30 岁的男性，儿童及 40 岁以上者少见。病变主要累及脊柱、骶髂关节和肌腱韧带骨附着点的慢性炎性疾病，可引起腰背疼痛，胸腰部后凸驼背和侧弯畸形，在内科已有比较完整的诊治规则。在此只简直单介绍骨科医师面临的一些问题。

1. 如何早期诊断、早期治疗强直性脊柱炎　骨科门诊经常看到患者因腰背痛、肌肉发僵，就自认为或被一些医师误为强直性脊柱炎，被不恰当治疗。正如我们知道的任何肌肉的劳损和无菌性炎症都会引起肌肉或相关关节发僵，特别是早晨刚起床时更明显，但"晨僵"不能完全和强直性脊柱炎画等号，早期诊断确实比较困难，有学者统计，一般患者要在发病后 7 年左右才能被诊断，应根据临床症状、体征及 X 线检查等进行全面分析。在此，笔者向大家介绍一个准确率较高的临床检查方法——"呼吸差检查法"。在乳腺下（平第 4 肋处）测量深吸气和深呼气末胸围相差厘米（cm）数（图 6-12)，强直性脊柱炎已明确诊断病例，呼吸差大多小于 2.5cm。小于 4cm 就认为可疑。因为强直性脊柱炎患者在比较早期阶段就会损害肋骨横突关节，引起胸廓活动度减少。

当患者常感晨僵、足跟痛，在寒冷和潮湿天气时症状恶化，或有全身疲劳、不适、厌食、体重减轻和低热等早期症状，而呼吸差检查又小于 4cm 者。应高度怀疑有强直性脊柱炎，应做人体白细胞抗原（HLA-B27 抗原）和影像学检查以明确诊断。研

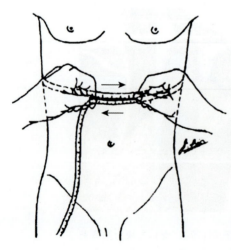

▶图 6-12　呼吸差测量法

究发现,HLA-B27 与 AS 的相关性是迄今为止最强的,普通人群中仅 5%~10% 为阳性。一经诊断明确,应到内科进行规范治疗,应叮嘱患者勿高枕和睡过软的床,生活规律,多做不剧烈的户外活动,少吃刺激性食物,提高全身免疫功能。大多数患者预后较好,即使发生严重畸形或造成残疾,经手术治疗仍能生活自理。

2. 晚期强直性脊柱驼背畸形 可行截骨矫形术(图 6-13),关节强直的,可以做人工关节置换术。

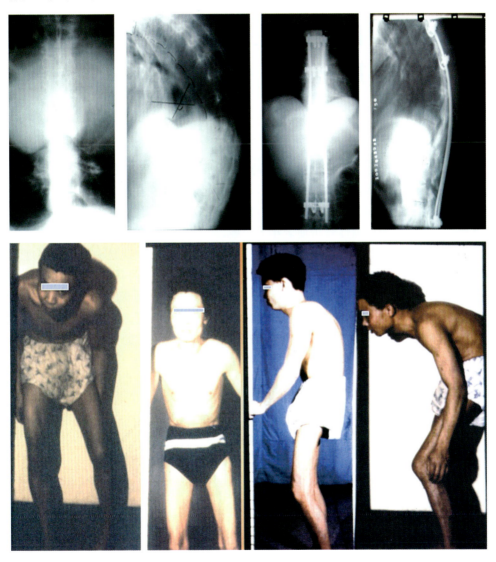

▶▶ 图 6-13 患者,男性,30 岁,强直性脊柱驼背 75°截骨矫正 PRSS 固定后 45°,外形改善

第7章 中老年人脊柱骨质疏松和压缩性骨折

进入21世纪,由于医疗卫生保健事业的发展,人类寿命普遍延长,人口结构老化,骨质疏松症的发病率随之明显上升,从而引起许多并发症,如髋部骨折、四肢骨折及脊柱骨折(图7-1)等。常常很轻的外伤因素即可发生骨折,甚至咳嗽即可引起肋骨骨折。脊柱的压缩性骨折使老年人变矮,胸部后凸(圆背畸形)逐年加重,严重者下部肋骨可顶在髂骨翼上或压迫内脏引起腹胀(图7-2)。这是一个需要高度重视的医疗和社会公共卫生问题。亚洲人饮食中钙含量不足,身体较小,发生骨质疏松症的概率很高,加上目前钙的治疗方法,普遍错误的偏向于服药,选择各种补钙药,不重视服药后钙如何才能沉淀到相应的骨骼中去的问题,效果当然不理想,驼背、背痛和脊柱压缩性骨折常发生。本章重点介绍脊柱方面的问题,举一反三,防治的一些基本知识对其他部位的骨质疏松性骨折同样有帮助。

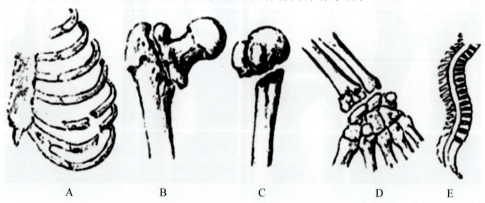

▶ 图7-1 骨质疏松导致骨折的类型
A. 肋骨骨折;B. 股骨颈骨折;C. 肱骨颈骨折;D. 桡骨远端骨折;E. 脊柱骨折

第7章 中老年人脊柱骨质疏松和压缩性骨折

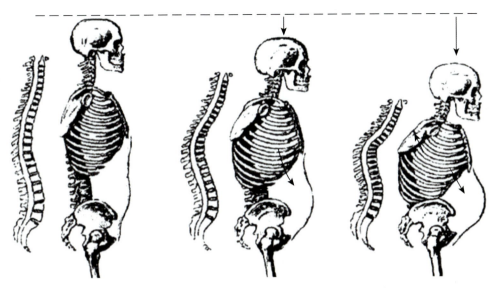

▶ 图 7-2　骨质疏松引起骨折后驼背

第一节　如何防治脊柱骨质疏松症

绝经后和老年性骨质疏松症的诊断,首先需要排除其他各种原因所致的继发性骨质疏松,如肝脏疾病、肾脏疾病、多发性骨髓瘤、骨转移癌、急性白血病、吸收不良综合征、甲状腺功能亢进、甲状旁腺功能亢进、骨软化症、库欣综合征、酒精中毒及药物反应(如类固醇激素、苯巴比妥、甲状腺片和肝素等);引起骨质疏松的原因很复杂,要请医师会诊。

目前药物只能使变细的骨小梁增粗,穿孔得以修补,但尚不能使已断裂的骨小梁再连接。因此,对本病的预防比治疗更为现实和重要。许多环境因素是可以调整和控制的,如儿童期足量钙的摄入,生长期、青春期前的负重锻炼,可使骨峰值增加。消除骨质疏松症的危险因素也是预防的手段,如吸烟(20 支/日,持续 25~30 年,骨量将降低 8%~10%)、酗酒、摄入过多咖啡因、避免过度减肥和避免过度运动;青春发育延迟、过早绝经、跌倒、过久应用类固醇激素、抗癫痫药、甲状腺素和肝素均是危险因素,应予以重视。

具体防治措施有运动、营养等。

1. 运动　有规律的运动,可使骨量增高。运动要适量,妇女过度运动伴闭经者,反而使骨量丢失快速,注意老年人跌倒的发生率随着年龄增长而增加,在骨科门急诊中,老年人由于腿脚不灵便,在外出遛弯儿跌倒的比例很高,所以 70 岁以上老年人,应减少外出活动,以免跌倒。

2. 营养　良好的营养很重要,每天应吃一个鸡蛋或饮一杯牛奶。

3. 有足量钙的摄入　从儿童时期就要重视。美欧的学者们主张,青少年每日进钙量(元素钙)1000～1200mg,成年人每日 800～1000mg,绝经后妇女每日 1000～1500mg。碳酸钙、氯化钙、乳酸钙和葡萄糖酸钙分别含钙 40%、27%、13% 和 9%。在餐后分次服,同时饮 200ml 液体,则吸收较好。胃酸缺乏者应服枸橼酸钙。牛奶中的钙易被吸收,225ml 牛奶中含钙量约 300mg。蛋白质摄取应适量。低钙饮食和某些维生素,如维生素 D、维生素 B_6、维生素 B_{12} 和维生素 K 的缺少,都可能增加骨质疏松的危险性。补钙药的应用,治疗骨质疏松的药物,应在内科医师指导下用药,主要有三类,骨转换抑制药、骨形成刺激药和具多种作用药,如雌激素、降钙素二膦酸盐等。维生素 D 及其代谢产物可以促进小肠钙的吸收和骨的矿化,活性维生素 D 可以促进骨形成,可以预防骨量丢失并减少骨折的发生,对预防骨量丢失和降低骨折发生率是有效的,也是安全的,为北京协和医院骨科防治脊柱骨质疏松骨折首选药物。

第二节　一直用着补钙药,骨质疏松压缩性骨折为何还发生

来找骨科医师治疗的患者,用过各种国产的、进口的补钙药,都作用不大(图 7-3)。为什么?回顾骨质疏松症钙治疗的过程:补充钙剂治疗无效,检查粪便中有钙大量积存,原来钙在肠道不吸收,加维生素 D_3 帮助吸收后仍无效;再检查,钙离子大都随尿液排出,并没有沉淀在骨骼里。后来,骨科医师又发现在骨折患者中,爱运动的患者骨质疏松症轻,骨皮质厚且坚固;不爱运动的人,则相反。后又发现,骨

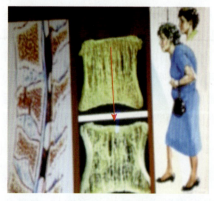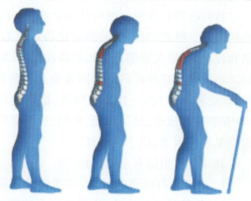

▶ 图 7-3　服钙不运动,脊柱微小骨折继续不断发生,后凸继续发展加重

第7章 中老年人脊柱骨质疏松和压缩性骨折

科卧床患者因骨骼不负重了,应力刺激减少了,钙的需要不用那么多了,人体就会自动将钙从体内骨骼中分离出来,再由尿液中排出,使尿钙排量增多,绝对卧床可使尿钙排出量增多3倍左右。让我们领悟到,骨骼对钙的需求和功能活动有明显关系,只有运动给骨骼施加应力,才能促进钙沉淀到骨骼中,预防骨量丢失,也就是哪块骨骼运动多,钙就沉淀到哪块骨骼多,服钙不运动,等于白服,钙全从尿液排出去了,道理很简单,但很多人都不懂。

第三节 脊柱骨质疏松压缩性骨折的手术治疗

驼背是胸椎后凸所引起的形态改变,由于人体重力线前移,胸椎体前方特别是胸腰段容易骨质疏松压缩性骨折,脊柱的骨小梁微型压缩性骨折使老年人变矮,胸部后凸(圆背畸形)使胸-腰椎体前方压应力逐年加重,胸部后凸加重,如不及时有效治疗,就会形成恶性循环,常常很轻的外伤因素就可发生骨折,甚至咳嗽即可引起骨折(图7-4)。"仰卧挺腹操"可以治疗和防治老年人的中、轻度脊柱压缩性骨折,椎体前方的压缩没有超过椎体高度的1/2,没有明显神经系统症状者不一定要手术治疗,只要能够坚持做好五点支撑的"仰卧挺腹操"锻炼,骨折是可以复位的(图7-5)。对于年轻人"仰卧挺腹"锻炼可以做得比老年人的幅度更大一些,像"四点支撑、三点支撑",不能让患者消极卧硬板床静养。骨折患者骨折后开始1~3天,因为有骨折的疼痛和出血,刺激腹腔里的神经丛,可有疼痛腹胀,骨折后1~3天可以口服镇痛药,在背部垫上个厚枕头,好好歇息2~3天,3天以后开始做"仰卧挺腹操",逐渐加大幅度,坚持锻炼就可以复位,再配合用密钙息(降钙素)50单

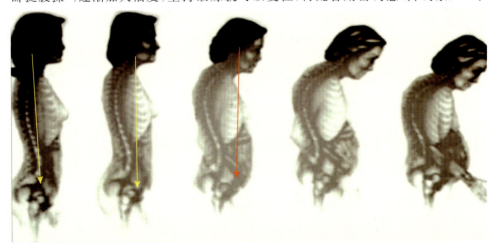

▶ 图7-4 中老年人椎体骨质疏松发展三步曲:变矮;人体重力线前移;胸部后凸,骨折

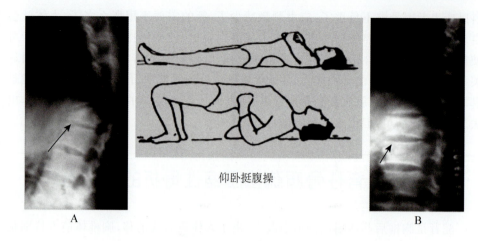

▶ 图 7-5 五点支撑的"仰卧挺腹操"治疗脊柱压缩性骨折
A. 治疗前椎体前方压缩；B. 复位后

位,肌内注射隔天 1 次,4 周 1 个疗程,效果更佳。椎体前方压缩较严重的 60 岁以上的老年患者,可考虑骨水泥成形术。不稳定骨折、有脊髓神经症状的爆裂性骨折,应切开减压、复位椎弓根螺钉内固定为好。

第四节　老年人脊柱压缩性骨折的骨水泥注射镇痛法

经皮椎体后凸成形术,是目前老年人骨质疏松椎体压缩性骨折的首选治疗方法,能快速镇痛,避免长期卧床。具体做法是在压缩椎体内先用球囊扩张形成空腔,以减少在高压下注入骨水泥时的骨水泥外渗的发生。在 1% 利多卡因局部麻醉下,在穿刺点处将皮肤切开小口,透视下将套管穿刺针插至椎弓根外上缘穿刺点,刺入椎弓根骨质,穿刺针延长线应指向椎体前下角(图 7-6)。然后继续进针至侧位透视时看见针尖达到椎体前 1/3 处。正位透视见穿刺终点达到椎体的前 3/4 处。透视确定位置无误后取出实心钻,放入可扩张球囊,注入造影剂并在连续透视下缓慢扩张球囊。扩张压力一般在 250~300lb,透视见椎体高度恢复满意或球囊接近终板时应停止加压,回抽出造影剂并取出球囊。通过球囊的扩张,压缩的椎体内形成一空腔,周围的骨松质被压紧,椎体的高度也可得到一定程度的恢复后,调制骨水泥并缓慢注入扩张的椎体空腔内,透视见骨水泥填充满意即停止注入,缝合切口,结束手术。一般术后疼痛立即缓解。X 线片可见椎体高度恢复(图 7-7)。

要注意术后康复,包括严格坚持做好"仰卧挺腹操"等背伸肌锻炼尤为重要,以防止骨水泥界面骨质吸收后骨折和腰痛复发。

第 7 章　中老年人脊柱骨质疏松和压缩性骨折

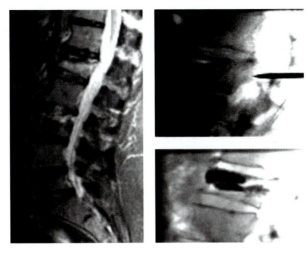

▶ 图 7-6　穿刺-扩张球囊-注入骨水泥

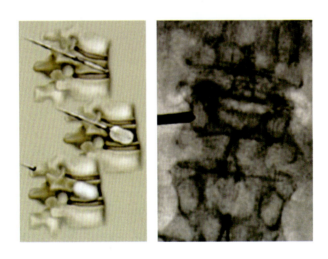

▶ 图 7-7　X 线片显示椎体的高度有一定恢复

第五节　脊柱压缩性骨折术后仍需防止背痛、驼背和骨折复发

椎体注入骨水泥方法,只使骨折椎体强度变硬,背痛暂时明显缓解。因为胸椎后凸引起的人体肌力平衡改变,所造成的人体重力线前移,是胸椎椎体前方特别是

胸腰段骨质疏松致压缩性骨折和腰背痛的重要原因,经皮椎体后凸成形术后,背痛虽然大为缓解,但患者的驼背和身体重力线前移并没有多大改善,胸腰段骨折处的压应力仍然很大,而且注入的骨水泥,比上下正常椎体硬度高,重力负荷转移到相邻椎体上,很容易发生骨水泥界面骨吸收,发生再滑脱移位(图 7-8C 箭头处)腰背部疼痛仍会发作。所以,有经验的骨科医师,会让患者在术后继续采用有针对性、有效的严格康复措施,加以防范,背伸肌锻炼尤为重要。加强背部肌肉的支持功能,方法很多,"协和健身椅子操"和"仰卧挺腹操"都很简单而且有效,但患者和很多手术医师对术后这种康复锻炼重视不够或轻视这些简单有效的方法,术后随诊观察往往不够,以为打了骨水泥就万事大吉了,等到背痛骨折复发出现后再来处理就晚了。胸椎旁两侧伸肌的同步电刺激治疗(图 7-9)(放有心血管支架患者,虽电刺激并无影响,但为避嫌仍不提倡用),有助于强壮背部肌肉,减少背痛复发和再次骨折,同时配合使用降钙素(密钙息)等抗骨质疏松药,效果更好。

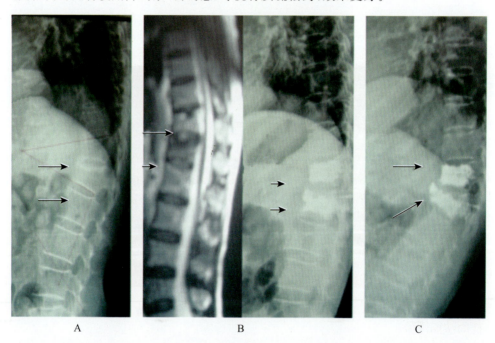

图 7-8　经皮椎体后凸成形术

A. 椎体压缩性骨折;B. 骨水泥的椎体成形术;C. 术后椎体骨继续吸收,后凸复发加重

第 7 章　中老年人脊柱骨质疏松和压缩性骨折

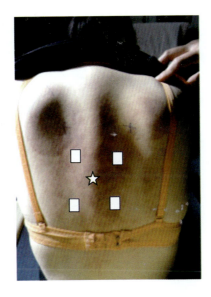

▶▶ 图 7-9　星标为骨折处，胸椎旁两侧伸肌的同步电刺激治疗电极板放置（方框）

第六节　脊柱骨质疏松骨折患者的内固定治疗

脊柱骨质疏松骨折给手术带来一系列问题，骨质疏松的存在将直接影响到手术操作，是骨科医师面临的巨大挑战。对骨质疏松患者进行手术治疗时，要特别注意手术方法和器械内固定选择，术中也需遵守特定的器械固定原则。

1. 手术适应证　临床经验证明，伴有进行性加重后凸的多椎体压缩性骨折，大多数不需手术治疗及器械矫形，只有因骨质疏松可能导致后凸畸形逐步加重或伴有神经症状出现时才需手术治疗（图 7-10）。爆裂性骨折伴有椎管受压、神经功能障碍，如偏瘫等。压缩性骨折伴有脊柱退行性变及椎管狭窄，退行性脊椎滑脱的神经功能障碍。

但是否需器械内固定，要根据情况而定，并且存在争议，当然骨质疏松会影响到医师手术的决心。虽然 X 线平片可以提示骨质减少，骨密度检测，可以将其量化；但器械固定是否成功取决于几个因素，综合分析，如内固定类型、装置（尤其是螺钉）的大小、器械置入部位及骨质量，并没有特定的骨密度值提示某一种固定器械可能会导致失败。

2. 手术器械操作中可能出现的问题　螺钉等固定物被拔出，经椎弓根螺钉的轴向拔出力与骨矿物质密度相关。因为骨质疏松导致骨皮质变薄，髓腔变大致使

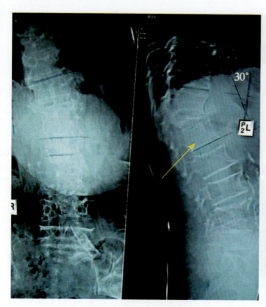
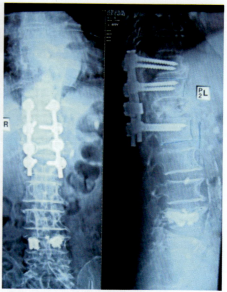

▶图 7-10　患者,女,72 岁,腰$_1$ 严重压缩性骨折后凸畸形,用椎弓根螺钉-棒融合固定,腰$_4$ 新鲜压缩性骨折,骨水泥注射治疗

椎弓根内径增加。它可以发生在术中,如在将螺钉与棍连接时或实施矫形过程中,建议手术时,做较小的椎弓根螺钉钻孔,对于比较僵硬的脊柱先行小关节松解,甚至分期先做前路松解,以改善脊柱柔韧性,可减少施加在固定器械上的矫正力并提高融合固定的效果。一旦发生,应立即纠正,如在同一部位可换粗一点螺的钉,或钉孔内先垫入薄骨条或骨片再拧入膨胀螺钉或换在邻近节段重新固定螺钉。螺钉等被拔出也可以发生在术后,表现为急性背痛及局部硬物突出,在随诊复查 X 线片时可发现固定物位置发生改变或螺钉周围产生 X 线透亮带,如有疼痛症状,常需行返修术,如无疼痛症状,可以用减少活动及其他非手术方法治疗。有螺钉松动发生病例,常常合并有假关节形成,根据症状往往需返修手术治疗,内固定器械重置和重新融合或再行前路融合。当骨密度很低,估计无法承受矫正应力时,可改用椎板钩,因为椎板有两层皮质。更易抵抗后方直接施加的应力。另外,骨质疏松患者,最好采用多点融合,可以减少施加在每一点上的应力(图 7-11)。我们期待对原发病治疗上的进步及内固定材料在生化学、生物机械学和分子生物学性能上的改善,使脊柱骨质疏松患者能得到更好的器械矫形效果。

第7章 中老年人脊柱骨质疏松和压缩性骨折

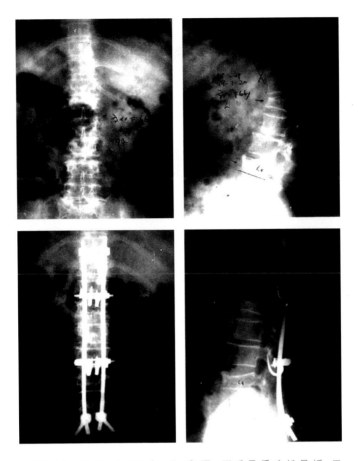

▶图7-11 患者,女,68岁,腰$_1$和腰$_4$严重骨质疏松骨折,用PRSS椎板钩取代螺钉系统,并多点固定

危害儿童身心健康的脊柱侧弯

　　脊柱侧弯是引起儿童残疾的常见病、多发病。20 世纪 80 年代的国内外普查发现,儿童脊柱发病率为 1‰～3‰,北京协和医院普查数字为 1.06‰。近年,广州、成都和云南普查的发病数字,出现惊人增长,高达 3%～5%,中国 15 岁以下儿童有 3 亿多,每年有数千万儿童的脊柱健康受到威胁。目前,在我国 10 岁以上儿童脊柱侧弯和成年人脊柱侧弯的治疗已日臻完善,已将脊柱侧弯的治疗发展到三维空间,即冠状位、矢状位和水平位的立体结构治疗。但是,对于生长中儿童脊柱侧弯的治疗还不够,问题仍然很多,如术后复发加重、手术次数太多、巨额费用等,而且,因为儿童还在生长发育,这就要求脊柱外科医师在治疗儿童脊柱侧弯时,除了在手术时能立即矫正畸形之外,还要考虑到治疗不能或尽量减少对儿童生长发育的影响。更重要的是由于儿童脊柱侧弯矫正手术后,目前严重的问题是,术后残留的脊柱侧弯,它将在儿童整个生长发育期继续发展加重,所以要求在第一次矫正术后,矫正装置还应能发挥持续矫正的作用。遗憾的是,目前使用的进口矫正装置不仅价格昂贵,而且没有这种作用,只能靠每 6～12 个月再切开手术,去撑开、延长矫正棒以维持矫正,使患儿饱受多次手术痛苦和给家庭带来巨大的经济负担,体外磁控延长棒(MCGR),虽然避免了反复手术的痛苦,但术后凹侧仍存在捡拉结构,防治儿童脊柱侧弯术后复发的远景仍不明朗,还需要数年或更长时间的观察。

第一节　什么是脊柱侧弯

　　正常人的脊柱从后面看是直的,由枕骨结节系一重垂线通过各个棘突,并通过臀沟垂直于地面,脊柱侧弯时偏离中线(图 8-1)。脊柱侧弯时脊柱会形成一段或几个节段偏离中线向侧方的弯曲,构成脊柱侧弯(图 8-2)。

第 8 章　危害儿童身心健康的脊柱侧弯

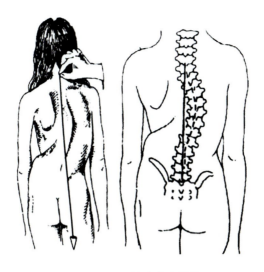

▶ 图 8-1　垂线索偏离臀沟

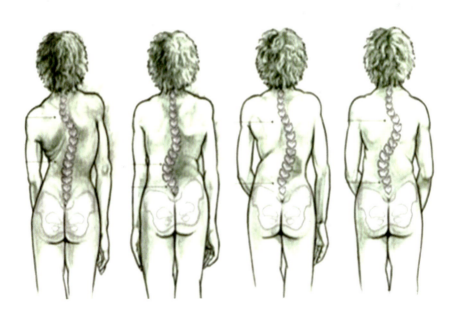

▶ 图 8-2　各种形态的脊柱侧弯

第二节　脊柱侧弯对患儿有哪些危害

　　脊柱侧弯具有一系列典型人体平衡失调的畸形外观：两肩高低不平；胸廓一边凸起，一边塌陷，呈"剃刀背"畸形；骨盆倾斜，双下肢不等长等（图 8-3）。患者背部的肌肉力量，左右两边也不一样：凸侧的肌力下降，凹侧的肌肉则有挛缩和牵拉。脊柱侧弯对小儿患者，不仅是美观和心理问题：由于脊柱不对称，平衡失调，容易引起腰肌劳损，腰背疼痛，病情严重的还可引起心肺功能障碍或瘫痪。到了中老年以后，由于凸侧和凹侧的肌肉受力不均，可能会出现凹侧受力较多，退变较快，从而产生一系列骨关节退变表现，如小关节增生、脊椎侧方滑脱、椎管狭窄等现象，发生腰痛，形成"成年人疼痛性脊柱侧弯"。所以，脊柱侧弯是一个危害人们健康的重大问题之一（图 8-4）。

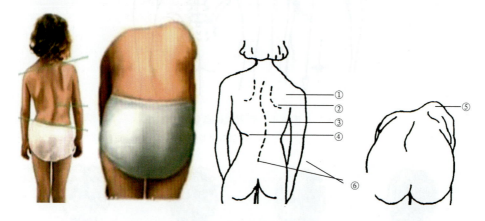

▶ 图 8-3 脊柱侧弯畸形外观

①两肩不平；②肩胛骨一高一低；③脊柱偏离中线；④一侧腰部出现皱褶皮纹；⑤剃刀背；⑥肘与躯干距离不等，骨盆倾斜

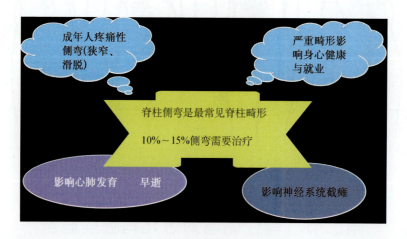

▶ 图 8-4 脊柱侧弯带来的各种危害

第8章 危害儿童身心健康的脊柱侧弯

第三节 脊柱侧弯是怎么得的

脊柱侧弯的病因，在国内外有很多人分别从基因、脊柱结构、营养代谢和内分泌等方面进行相关的研究；大部分都是在动物身上进行的，虽然不断有文章报道发现某些相关所谓的病因，像血清褪色素、5-羟色胺水平等，但都还没能在人身上得到很好的验证。此外，一些神经、肌肉、间质病变和胸部手术肌肉损伤，也可引起脊柱侧弯。2016年，北京协和医院以吴志宏教授为首的团队，首次在人的身上发现了先天性脊柱侧弯发生的一些相关基因。但在特发性脊柱侧弯病例中，仍未能发现"相关基因"。由于病因还不很清楚，所以目前在该病的治疗方法，无论是手术治疗还是非手术治疗，都仅为"治标"、未能"治本"。骨科临床只是做手术或戴支具，虽然矫正了脊柱侧弯畸形，但还没能做到从病因上加以预防。按照中医学"上医治未病"的理论，我们还有很多事情要做。甚至需要好几代人的不断努力，才可能获得一些经验。

第四节 儿童脊柱侧弯应该怎么治疗

治疗儿童脊柱侧弯，需遵循一定的原则，特别应该指出的是：一些儿童的脊柱侧弯不一定需要治疗，普查发现有相当一部分患儿的儿童脊柱侧弯，可以在生长发育期自行矫正。所以，要严格掌握治疗指征，严格选择治疗方法和治疗时间。脊柱侧弯的治疗方法分手术与非手术治疗两种：①一般侧弯顶椎部位的侧弯角度在20°以内的特发性脊柱侧弯，可先不给予治疗，但要进行严密观察，如每年加重超过5°，则应进行治疗。②首诊在30°～40°的脊柱侧弯，应立即进行非手术治疗，因为这类患者60%以上会发展加重。笔者的经验：对10岁以内患儿，腰段或胸腰段约在40°的脊柱侧弯，Risser征在3＋以内者，应尽快手术治疗。

第五节 儿童脊柱侧弯的非手术治疗方法

非手术方法治疗脊柱侧弯，因为治疗的核心问题是要能矫正脊柱侧弯两侧存在的不对称应力；如悬吊牵引及体操疗法等，仅有助于改善脊柱的柔软性，有利于提高电刺激或支具治疗的疗效。每天仅单纯进行数十分钟的体操疗法，很难矫正脊柱侧弯畸形，Mehta也曾观察过体操治疗脊柱侧弯的疗效，证实收效甚微。截至目前,国内外公认有效的治疗只有两种:第一种是塑料支具。有 Boston 型塑料支具(适于下胸段和胸腰段脊柱侧弯)和 Milwaukee 支具(适于高胸段、颈胸段的脊柱侧弯)(图 8-5A、B)。第二种是电刺激疗法(图 8-5C)。此法早期有一定疗效,因刺激强度(不能证明是否能够逆转 Volkmann 定律)和时间不够(只在晚上用 8 小时左右),不能达到预期目的,但其思路是对的,如今仍正在进一步研究改进之中。

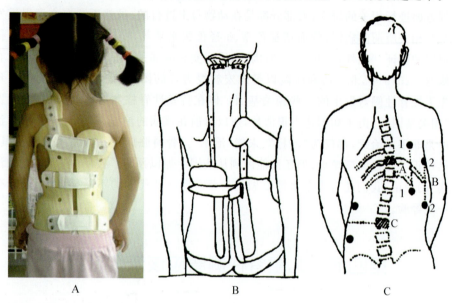

图 8-5 儿童脊柱侧弯的治疗方法

A. Boston 型支具;B. Milwaukee 型支具;C. 电刺激疗法(黑圆点皆为放电极板部位),图中 A、B、C. 为侧弯顶椎(涂黑)

第六节 国内塑料矫形支具治疗脊柱侧弯的现状及存在的问题

目前国内使用的塑料矫形支具,具有弹性,戴在身上所产生的弹力,通过胸壁的侧压垫压在脊柱侧弯顶角椎体相连的肋骨上,产生侧推矫正力,通过肋骨的传导,压力传到脊柱侧弯畸形最重的部位,矫正力可使脊柱侧弯的畸形度变小,并能下压肋骨的畸形隆起,从而收到矫正的效果。其矫正力的大小,可通过松紧支具上的带子进行调节,至今仍然是一种控制脊柱侧弯发展的有效方法。

塑料矫形支具治疗脊柱侧弯目前仍然存在的问题:①国外调查,发现使用塑料矫形支具治疗的脊柱侧弯患儿,最终能坚持治疗的仅有 20%。由于塑料

第 8 章　危害儿童身心健康的脊柱侧弯

矫形支具限制患儿的日常活动和运动，在炎热的季节，许多患儿和家长常常自行中断治疗。停止支具治疗期间，侧弯一般以每个月加重 1°~2° 的速度发展，每年侧弯可加重 6°~12° 或更多，从而使支具治疗失败。②大多数到医院采用手术矫正的患儿，以前都不正规戴过塑料矫形支具，所以塑料矫形支具治疗，还亟需进一步提高和规范化。③塑料矫形支具在国内各单位进行生产，而且大部分仍然处于纯商业销售支具状态，患儿佩戴塑料矫形支具后是否合适？有无疗效？大部分患儿没有在正规的医疗单位进行严密的随诊观察，使许多患儿没有得到真正有效的治疗。

既要建立一个严格、正确矫治的治疗流程，进行规范化的治疗操作；还要建立塑料矫形支具厂家责任制，随诊观察，使每个塑料矫形支具治疗的患儿都能得到精准的治疗。

第七节　如何预测矫形支具治疗是否有效

支具治疗对患儿来说是个漫长而艰难的过程，为此，一定要确保给患儿戴上的支具能起治疗作用。如今，在国内外将塑料矫形支具做好给患儿戴上之后，基本都是让患儿戴半年后，再回到门诊来检查支具治疗是否有效。如发现无效，再进行加压垫调整，就耽误了最佳的治疗时间。为提高疗效，叶启彬等研究发现，在用 PRSS 手术治疗 10 岁以内的儿童脊柱侧弯时，发现在术后即刻拍摄的 X 线片上，测量侧弯顶椎部位的楔状椎间盘角（WDA）大于 5° 时，术后随诊时侧弯就会发展；小于 5° 时，矫正效果就能维持，或进一步继续矫正（图 8-6）。笔者将这一观察方法，移植到支具治疗中，同样对佩戴塑料矫形支具以后脊柱侧弯侧弯顶椎的椎间盘楔状角进行测量研究，根据笔者和云南骨科医院对当地一些患儿脊柱侧弯进行抽样分析的结果，初步证明，它同样对塑料矫形支具治疗效果评定有指导意义（详见本章第八节）。如果戴上支具后立即在拍摄的 X 线片上，测量出侧弯顶椎部位的 WDA 大于 5° 时，预测塑料矫形支具治疗无效，即使戴着支具，半年后侧弯仍会发展。应该立即调整好塑料矫形支具加压垫，直至 WDA≤5°（在带子上做好标记），再让患儿戴塑料矫形支具回家治疗，逐渐适应收紧到有治疗作用的标记处，以便达到最好的治疗效果。初步看来 5° 是一个拐点，达到 5° 后，脊椎终板的调控作用就开始发动起来。我们呼吁有更多关心儿童脊柱侧弯的同道，一起进行探索研究，进行更多病例、更长时间的观察，以求更加完善《侧弯顶椎椎间盘楔状角测量预测法》的应用研究。

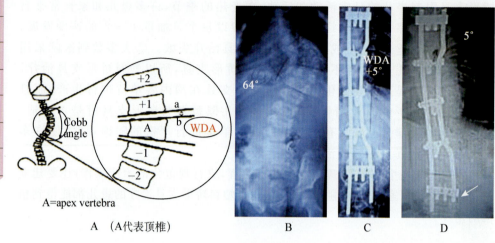

▶ 图 8-6 测量顶椎部位的楔状椎间盘角(WDA)方法与应用

A. 顶椎椎间角测量方法；B. 4 岁先天侧弯，术前 64°；C. 术后 0°WDA＋5°预测侧弯治疗后有效；D. 术后 7 年侧弯 5°矫正无明显丢失

第八节　确保矫形支具有效治疗应有正确的治疗流程

　　为了让每例脊柱侧弯患儿得到真正有效的支具治疗，正规治疗流程应严格按照以下步骤进行：①根据治疗前站立位 X 线片，严格制作合格的、个性化矫形支具，近年出现的 3D 打印技术或能更好达到这个要求[但也只是做得更合体而已，其治疗效果还需用顶椎椎间角（WDA）测量鉴定]。②检查矫形支具是否有治疗作用，患儿戴上塑料矫形支具后，应重复做 X 线检查，看塑料矫形支具有无治疗作用。我们的经验证明，支具有治疗作用应达到标准：戴塑料矫形支具后，X 线检查 Cobb 角应明显比佩戴之前减小（图 8-7A、B）。近年来，我们发现这还不够，还应在 X 线片上测量侧弯 WDA 应≤5°（图 8-7D），才有治疗作用，不符合此要求者（包括 3D 打印支具），应立即调整加压垫至符合要求，才让患儿带回家去进行每天 23 小时的佩戴治疗。③定期医疗随诊（由医师和塑料矫形支具技师共同进行）佩戴塑料矫形支具后，需要每半年回到门诊复查，拍摄 X 线片检查塑料矫形支具治疗是否有效，拍摄 X 线片需在拿掉塑料矫形支具 4 小时以上，再拍摄 X 线片，与佩戴塑料矫形支具之前的 X 线片进行比较，如脊柱侧弯 Cobb 角度不变或减小，或加重度每年不超过 5°，证明塑料矫形支具有治疗效果（图 8-7C），同时在 X 线片上，测量侧弯顶椎部位椎间角的大小，是否仍然维持在≤5°，若合格，可继续治疗，直到患儿发育成熟，才能结束治疗。

第 8 章 危害儿童身心健康的脊柱侧弯

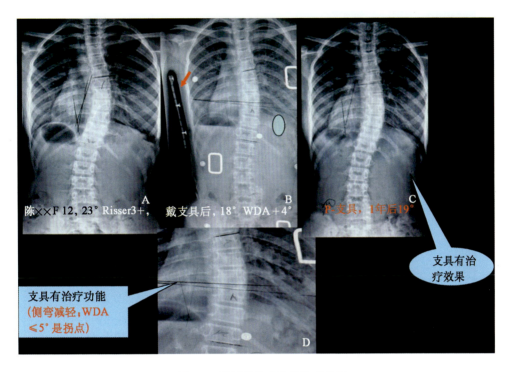

▶▶图 8-7　X 线片检查的的治疗效果

A. 治疗前 23°；B. 戴塑料矫形支具的 18°顶椎椎间角（WDA）＋4°；C. 治疗 1 年后 19°有效；D. ≤5°是拐点；D. 放大显示 WDA

第九节　侧弯的椎间角测量可指导塑料矫形支具治疗

侧弯顶椎部位的椎间角度大小，能反映塑料矫形支具治疗功能，当脊柱侧弯患儿在佩戴支具时，X 线片检查 Cobb 角明显矫正，而且 Cobb 角小于 5°，这两个标准表明支具有治疗功能，佩戴下去，可获得矫正效果，如果发现佩戴支具时 X 线片检查显示达不到这两个标准，应立即进行矫形塑料矫形支具的加压垫调整，直至达到合格标准（图 8-8），这样的治疗检查过程，要每半年重复进行一次。另外，过去患儿脊柱侧弯的塑料矫形支具治疗，要一直持续到他们发育成熟。如今，我们正在对为数不多的病例进行研究观察，当患儿的脊柱侧弯 X 线片 Cobb 角明显矫正，而且顶椎椎间角小于 5°时，在家长同意配合与医师严密观察下，可暂时停止佩戴支具，观察脊柱侧弯畸形是否能停止发展，或自行进一步自行矫正畸形（图 8-9），我们将继续进行观察研究，希望能让一部分患儿减少佩戴塑料矫形支具的时间。

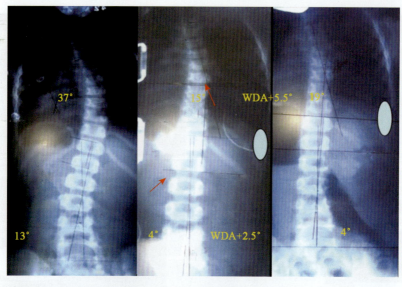

▶ 图 8-8 用 X 线片检查顶椎椎间角方法指导支具压垫的放置

A. 患儿,女,6 岁,治疗前,侧弯 37°/13°;B. 2012 年 3 月 9 日戴支具,Cobb 角 15°/4° WDA+5.5°(上)/+2.5°(下)预测上方侧弯矫正会不够满意;C. 1 年后随诊,证实上方侧弯不如下方矫正好,指导在胸₉处加大侧推垫压力

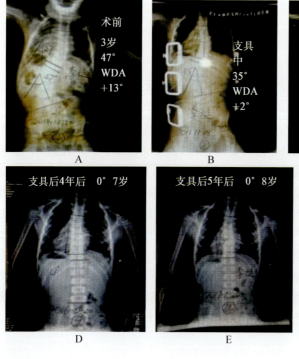

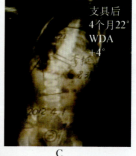

▶ 图 8-9 X 线片测量检查 WDA 法,对患儿佩戴支具疗效的指导与预测

A. 男,3 岁 2011 年 1 月治疗前 47°;B. 2011 年 12 月戴支具后,35°WDA+2°预测会有治疗效果;C. 2012 年 4 月治疗 5 个月后,侧弯减轻至 22°WDA+4°;D. 7 岁,治疗 4 年后,侧弯减轻至 4°WDA 0°;E. 8 岁,治疗 5 年后,侧弯 5°WDA 0°,停止佩戴支具严密观察

第 8 章　危害儿童身心健康的脊柱侧弯

第十节　儿童脊柱侧弯发病率升高的原因

中国最近几年发现"脊柱侧弯发病率"急剧升高,这是令人十分担忧的。最近,云南省关心青少年工作委员会(关工委)和云南一些医院的骨科专家,向国家关工委和中国福利基金会汇报这一情况,引起政府高度重视,原副总理刘延东曾经批示:要好好调查研究这个问题。

在 20 世纪 80 年代时,国内:北京协和医院、北京中日医院、广州中山医学院等七八家医院进行过脊柱侧弯的普查,其发病率为 1‰~2‰,个别地方发病率可达 3‰,1000 名儿童中只有 1~2 人发病。国外:发达国家与发展中国家报道得差不多,似乎跟经济条件、生活环境的关系不大。这意味着在母体内的怀孕过程中,影响形成脊柱侧弯的"未知的内环境因素",是比较恒定不变的。那么,为什么近年中国经济条件好了,生活变好了以后,我国脊柱侧弯发病率反而急剧增加了?普查结果显示,广东儿童脊柱侧弯发病率约 5.1%,云南 5%,有些地方高达 8%,发病率竟高到百分之几了!目前中国 15 岁以下的儿童约有 3 亿人,每年就可能出现上千万个脊柱侧弯患儿,这个数字是相当惊人的,其中有 10%~15%的患儿需要手术治疗,这不是一个小问题。因为脊柱侧弯不仅影响患儿的心理、生理健康,家庭的幸福感也会受到影响。一个孩子用进口的器材做手术,每例需花费十几万,此后每年再手术还要花几万元,这个家庭将变成贫困户。此外,如果我们国家每年出现大量的佝偻儿童,也影响我国的形象。

第十一节　书包太重使儿童脊柱侧弯发病率上升

现在小孩背的书包太重了(图 8-10)会使儿童脊柱侧弯发病率急剧增加。因为它会使原本存在的,但会好转的脊柱侧弯发展加重。书包重量真的和儿童脊柱侧弯的患病率有关?没有脊柱外科专业知识的人可能难以想象。我们和北京工业大学合作,在 30°脊柱侧弯模型上进行"光弹实验"研究,结果显示当患有脊柱侧弯时,侧弯凹侧受压力比凸侧的大,当给予纵向 20kg 压力时(相当于孩子肩背书包影响),凹侧受到压力比凸侧明显急剧增大(图 8-11,灰色坐标线),根据 Volkmann 定律,在侧弯椎体的凹侧压力增大后,生长受阻;而在凸侧则相反,会加速生长,脊柱椎体两侧不对称生长,使脊柱侧弯不断发展加重。由此我们联想到,本来普查发现的 Cobb 角 15°~20°脊柱侧弯患儿,如果不受干扰,有相当一部分会自愈,成为正常脊柱;如果这个转化过程受干扰,它就会向相反的方向发展,形成脊柱侧弯。我们

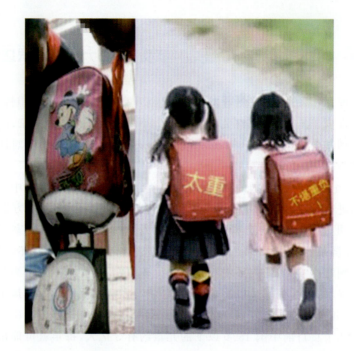

▶ 图 8-10 小学生背大书包(采自网络)

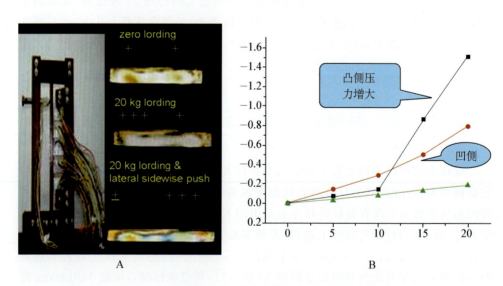

▶ 图 8-11 光弹实验研究纵向负载对脊柱两侧受力的影响

A. 无负载(上)和20kg纵向负载时(中)代表压力的彩色条纹变化,表明当给予纵向20kg压力(类似给孩子肩背书包)时,凹侧彩色条纹增加,代表受力加大;B. 灰色坐标线显示凹侧受到压力比凸侧急剧明显增大情况

第 8 章 危害儿童身心健康的脊柱侧弯

认为,正是这一部分患儿数目的变化,导致我国近年脊柱侧弯发病率急剧增高,而造成脊柱侧弯发展加重最严重的干扰因素,正是脊柱受到纵向重力压迫。分析显示,在孩子们身上会受到最多见、最大的纵向负担,就是背书包(不管单肩背还是双肩背的书包),5kg 的书包背在背上,对于体重 30kg 的小孩来说,是一个相当大的负担。它会使脊柱侧弯的凹侧压力增加,使本来会转变为正常脊柱的儿童,发展成脊柱侧弯。目前,我国中小学生日益沉重的书包,很可能是当前脊柱侧弯发病率急剧增高的推手之一,应当引起相关部门的重视。

第十二节 如何选择脊柱侧弯的手术治疗时机

儿童先天脊柱侧弯,Cobb 角小于 15°一般可先不做任何治疗,只需每半年进行一次 X 线片检查,如畸形无变化或减轻,不需要治疗;如畸形加重,一年发展加重超过 5°以上,则需立即开始用塑料矫形支具治疗。30°以上的脊柱侧弯,一经发现,应立即给予支具治疗,以防止畸形发展加重,形成严重脊柱侧弯;如给予及时、正确的塑料矫形支具治疗后,一年发展加重仍然超过 5°者,应尽早手术。脊柱侧弯大于 50°的则均应进行手术治疗。成年人疼痛性脊柱侧弯,是由于侧弯的凹侧长期不正常负重,致使早期发生严重的脊椎骨性关节炎、椎管狭窄或椎体侧方移位,可刺激脊髓或神经根引起疼痛,应进行减压及矫正脊柱侧弯手术。

第十三节 为什么儿童脊柱侧弯手术后还会复发加重

目前生长中儿童的脊柱侧弯都在使用进口的生长棒治疗,需要每半年再手术延长生长棒,才能维持矫正、维持身高。为什么现在的儿童脊柱侧弯矫正手术后还会发展加重? 要反复手术呢? 这是一个比较复杂的问题,近 20 年来,全世界的脊柱外科医师(包括笔者在内)都在迫切寻求答案,反复手术让脊柱侧弯孩子太受罪,在国内外各种会议上,各国医师们都大声呼吁,改进目前手术方法,因为缺点太多。简单地说,目前大多数方法,术后没有继续调控作用[所谓调控就是设法让凹侧长得快一点、凸侧长得慢一点(或退化快一点),通过脊柱两侧不平衡生长,使脊柱自动生长变直,国外的方法,由于没有调控作用,只能靠反复手术撑开,才能维持矫正,而且国外的方法,术后把侧弯凹侧的上下两端固定住了,形成了"拴拉结构",而"凹侧拴拉固定法",是多年来国内外在动物脊柱上制作脊柱侧弯模型的方法,在脊柱的一侧一定节段的上下两端联结固定,形成拴拉结构,几周后就可"制"成侧弯(图 8-12A)。同理,术后在脊柱侧弯弧上下两端被牢牢锁住固定,在侧弯凹侧就形成"拴拉结构",反过来会使脊柱侧弯术后复发加重(图 8-12B),由于凹侧被"拴拉"动弹不得,当然无法让脊柱两侧进行不对称生长产生调控作用,内固定也不可能随侧弯儿童生长而向上拔伸长高。

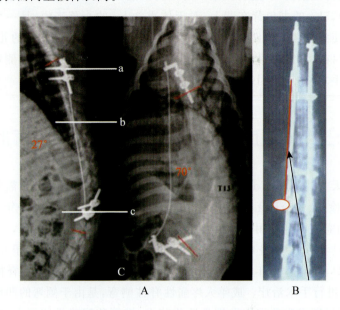

▶ 图 8-12 猪脊柱模型中的"拴拉结构"和人体术后的"拴拉结构"(箭头)
A. 脊柱凹侧固定制作脊柱侧弯猪脊柱模型方法;B. 儿童侧弯术后,一侧形成拴拉固定;术后会逐渐加重残留侧弯

为此,我们对现有的生长棒提出三点改进意见:①术后应避免在脊柱侧弯的凹侧形成(椎弓根螺钉)"拴拉"结构,使侧弯凹侧能自由地生长。②矫正机制应从凹侧撑开改成凸侧侧推矫正,这样既能使作用于顶椎部位的矫正力最大,不需固定住矫正装置的下端,也能避免在侧弯的凹侧形成"拴拉"结构。③内固定从牢固的固定形式,改成动态的负荷,也就是矫正装置的下端不固定,能随着儿童脊柱的生长自动延伸,避免反复手术。笔者的这些改进意见,已应邀写进于 2016 年由 Akbarnia 等主编,Springer 出版社出版的美国《The Growing Spine》第二版专著之中(图 8-13,中文意译"生长中的儿童脊柱侧弯",与全书内容吻合)。这只是笔者一些粗浅的发现,希望能提示在研制儿童脊柱侧弯装置时,能趋利避害,研制出更好的对儿童创伤较小的脊柱侧弯矫正装置,造福脊柱侧弯儿童,这是笔者最大的愿望。

第 8 章　危害儿童身心健康的脊柱侧弯

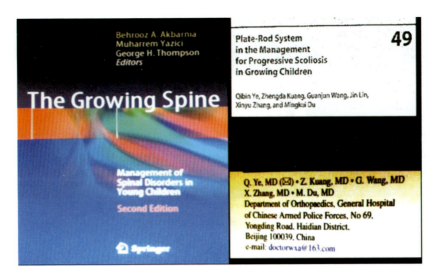

▶ 图 8-13　《The Growing Spine》第 49 章刊登中国生长棒：PRSS（脊柱侧弯板棍矫形系统）及相关理论（可供参考）

第十四节　国外双棒生长棒疗效不满意的三大原因

生长棒技术的现状，目前在国外还未能找到一种治疗儿童脊柱侧弯的理想方法，仍然处于一种"几年一换"的不良循环中（图 8-14）。由于手术方法几年一换，所以国外文献极其缺少较小儿童脊柱侧弯手术治疗后的长期随诊病例报告。笔者将国外双棒生长棒治疗不满意的三大原因，归纳如下。

1. 大部分生长棒没有调控功能　到现在为止，它们仍沿用 Harrington "凹侧撑开矫正"设计理念，撑开矫正力主要分布在脊柱侧弯的上下两端，最需要矫正力的侧弯顶椎部位的矫正应力不足（图 8-15），无法逆转 Hueter-Volkman 定律效应，所以，国外生长棒基本上都没有调控能力，只能靠反复撑开，当脊柱侧弯凸侧椎体终板生长力超过凹侧撑开矫正力时，就撑不动了。

2. 拴拉结构加重侧弯　目前在治疗儿童脊柱侧弯所有的椎弓根螺钉系统矫正装置中，术后在脊柱侧弯的凹侧上下两端都被螺钉拴拉住，这样就产生出制造脊柱侧弯模型的拴拉结构，会反过来加重侧弯。

3. 术后矫正装置　上下两端全部牢固固定，而不是弹性的动态负荷，这样在术后儿童生长期，不能让生长棒随着孩子的生长而向上拔伸，需要反复延长手术去维持身高和矫正度。

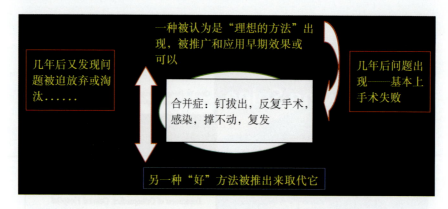

图 8-14 生长棒几年一换的不良循环

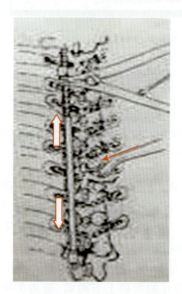

图 8-15 Harrington 凹侧撑开（箭头）原理，顶椎部位的矫正应力小

第十五节 中国生长棒(PRSS)揭示儿童脊柱侧弯治疗中的重要问题

笔者在北京协和医院研制成的生长棒——PRSS，和研究生张嘉、吴志宏、杜心如等做了一系列基础研究，证实 PRSS 有很强的调控矫正功能，在北京协和医院和武警总医院及全国各地 50 多家医院治疗了近 1000 例各型侧弯，其中还治疗了 50 多例 10 岁以内的早发儿童脊柱侧弯(EOS)，其中 30 多例经过几年、十几年长期随

诊观察研究,总结出一些儿童脊柱侧弯治疗中存在的治疗成功与失败密切相关的一些关键问题。

1. 儿童的脊柱侧弯治疗的关键　是调控儿童脊柱侧弯中存在凹侧大于凸侧的不对称压应力。因为无论什么原因形成的脊柱侧弯,一旦形成之后,机械应力(特别是纵向压力)起着决定性的作用。因为纵向作用力施加到脊柱侧弯椎体以后,侧弯的凹侧承受更大的压应力,抑制凹侧椎体终板软骨的生长;而在凸侧恰恰相反,从而造成脊柱两侧的不对称的生长,使脊柱侧弯不断发展(图 8-16),这就是 Volkmann 定律效应。同样在手术之后,只要还残留有脊柱侧弯,就会存在不对称的生长;尽管当时的手术效果很好,在儿童生长发育期脊柱侧弯仍会反复加重(图 8-17)。所谓"调控作用",就是在矫正装置放置后能逆转 Volkmann 定律效应,光弹实验研究显示 PRSS 具有这种独特功能,放置 PRSS 后,可使原来凹侧承受压应力减少(图 8-18 灰线),而让凸侧压应力明显变大(图 8-18 红线)生长减速,凹侧原来较大的压应力则减少而生长加速,使凹侧生长反过来大于凸侧,在侧弯的楔状变的椎体,逐渐地变回方形,从而使脊柱生长变直(图 8-19)。PRSS 具有的这种独特的矫正功能,还可通过 X 线片测量方法及时反映出来。

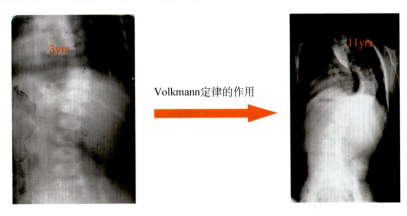

▶ 图 8-16　脊柱侧弯不断发展加重

2. 脊柱侧弯手术后的早期侧弯顶椎椎间楔状角(WDA)测量和术后儿童生长期顶椎椎体楔状角(AVWA)测量研究　可以对手术后整个儿童生长发育期连续进行监测 PRSS 是否在继续调控矫正残留的脊柱侧弯,决定是否需要调整生长棒对儿童脊柱侧弯的治疗。在侧弯的脊柱中,都有楔状变的椎体和楔状变的椎间盘,在脊柱侧弯畸形的顶点部位最明显。在侧弯的脊柱中,不对称应力同时作用于椎体和椎间盘,会引起它们形态改变,由于椎间盘具有"流动性",能很快的以受压变窄形式,反映在不同应力作用下的变化。所以,笔者选择在顶椎上方相邻椎间隙的楔状椎间盘角(WDA)的测量,来反映在椎体两侧终板的不对称应力作用下,侧弯

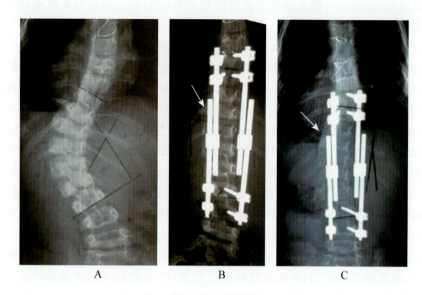

图 8-17　术后有侧弯残留的儿童病例,在生长期,侧弯不断发展加重(箭头处)
A. 男,7 岁,术前,60°;B. 术后 8°;C. 术后 1 年 15°

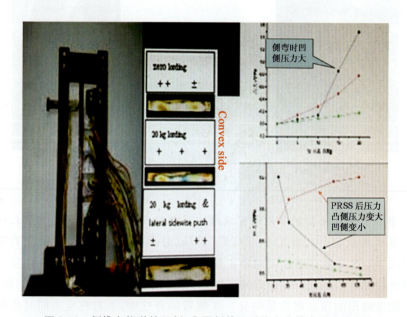

图 8-18　侧推力能逆转凹侧、凸两侧的不对称应力的光弹实验研究
上坐标. 凹侧压应力(灰色)大于凸侧(红色);下坐标. PRSS 放置后两侧的应力逆转,凹侧压应力明显下降而凸侧压应力迅速上升

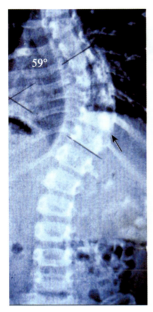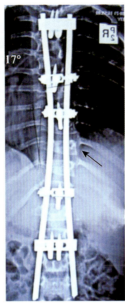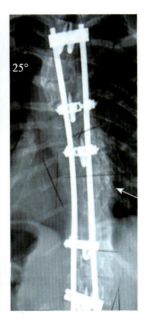

▶ 图 8-19　楔状变的椎体(黑箭头)重塑成方形(白箭头)

加重和椎间角之间的相关关系。结果发现在手术治疗 10 岁以内的儿童脊柱侧弯时,在术后即时拍摄的 X 线片上,测量顶椎部位的楔状椎间盘角(WDA)大于 5°时,术后随诊时侧弯就会发展加重,而小于 5°时,矫正效果就能维持,或进一步继续矫正(图 8-20,图 8-21),而已经复发加重的侧弯,采用合理的措施进行干预,加大侧推矫正力,使 WDA 小于 5°时,复发加重脊柱侧弯又可逆转(图 8-22)。

3. 顶椎椎体楔状椎角(WVA)测量数字反映楔状椎体两侧高度的变化　可以监测反映 PRSS(也可监测其他生类型生长棒)在矫形术后,在整个儿童生长期间,对儿童脊柱侧弯调控情况,监控生长棒是否有调控功能和侧弯椎体对生长棒调控的不对称生长反应。在 PRSS 调控下,测量数字随着年龄的增长而逐年变小,提示凹侧生长受调控加速大于凸侧。所以,椎体两侧高度差减少,楔状变的侧弯椎体逐渐变成方形(图 8-19)。通过软骨钙化出现的时间和程度,可直观揭示生长棒放置后,在各个年龄段调控终板软骨生长成熟情况,显示侧弯椎体凸侧椎体终板软骨提前成熟和钙化(图 8-23 中黄箭头示),而凹侧椎体终板软骨还未成熟钙化,还可继续生长(图 8-23 中红箭头示),两侧不对称生长,使脊柱生长变直,可通过每年连续检查青少年侧弯顶椎椎体终板软骨钙化出现时间和程度,直观地揭示 PRSS 在各年龄段调控终板软骨生长发育、使脊柱生长变直情况,可以比较直观地评估 PRSS(包括其他生长棒)调控治疗儿童脊柱侧弯的能力,也可以确定是否可停止治疗,去除内固定。利于指导研制更有调控功能的新型生长棒。

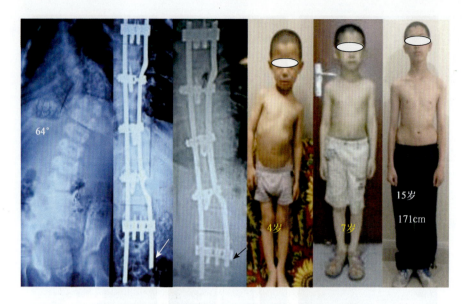

图 8-20　男,4 岁,先天性脊柱侧弯 PRSS 矫正后无明显丢失

术前侧弯 64°用 PRSS 完全矫正;术后 11 年矫正维持 5°,生长棒随小孩长高自动向上延伸(箭头指处);外观如常人,身高 171cm

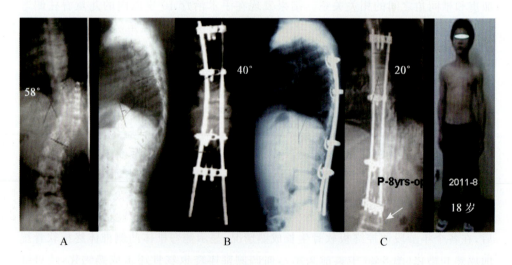

图 8-21　男,10 岁先天性脊柱侧弯,PRSS 矫正术后,自发继续矫正

A. 术前脊柱侧弯 58°;B. 术后 40°;C. 术后 8 年,侧弯自行矫正至 20°,生长棒随儿童长高自行向上拔伸(B,C 箭头处)

第 8 章　危害儿童身心健康的脊柱侧弯

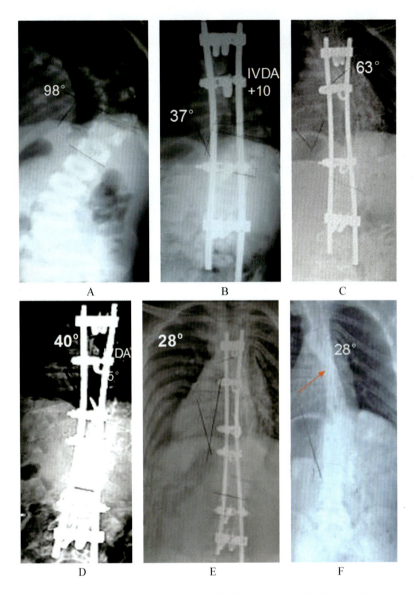

▶▶ 图 8-22　3 岁，显示 WDA 变化和侧推力大小与侧弯矫正关系

A. 术前 98°（2000 年）；B. 术后 37°WDA＋10°；C 术后 7 年侧弯 63°；D. 再手术顶椎凸侧加两钩，加大侧推力，术后侧弯 40°，WDA －5°；E. 术后 14 年，2014 年 3 月，侧弯自行矫正至 28°；F. 取出生长棒后 7 个月，侧弯维持 28°

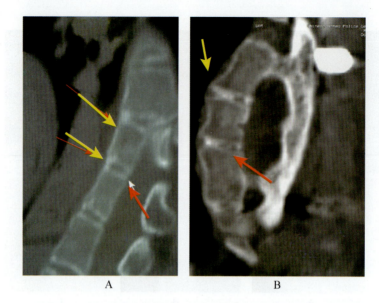

▶ 图 8-23 3D 和 CT 检查法揭示凸凹两侧的软骨钙化出现时间和程度不一样,PRSS 使凸侧提前成熟钙化

A. 凸侧开始钙化(黄箭头示),凹侧还未见开始(红箭头示);B. 凸侧完全钙化成熟(黄箭头示)而凹侧椎间隙仍未成熟钙化(红箭头示),可直观地反映各生长棒治疗儿童脊柱侧弯的调控情况

4. 矫正机制应从凹侧撑开矫正改为凸侧侧推矫正　好处:①可以使侧弯受纵向压力最集中的顶椎地区,得到最强大的矫正力,从而能够逆转 Volkmann 定律效应;②使矫正棒的下端不需完全固定,以消除术后凹侧的"拴拉"效应,让生长棒能随患儿生长向上拔伸,避免反复延长手术,并能在凹侧更多生长;③可以自行矫正残留的侧弯。这三点实际上也是一种检验生长棒有无调控功能的指标。

第十六节　脊柱侧弯的电刺激治疗及其前景

加拿大 Bobechko(1972 年)和美国 Axelgard(1983 年)先后推出电刺激治疗仪治疗生长中儿童脊柱侧弯,笔者于 1990 年曾经设想通过用电刺激治疗仪原理,在凸侧产生压应力,在凹侧产生张应力治疗儿童侧弯(这个原始的设想,发表在《脊柱外科新手术》1991 年版)一书中(图 8-24)。并在笔者的导师、加拿大 Armstrong 教授大力支持下,研制成我国的电刺激治疗仪(图 8-25),但仅能在侧弯儿童晚上入睡后进行治疗,早期效果尚可(图 8-26~图 8-28),由于刺激力和刺激时间不够,从而

第 8 章　危害儿童身心健康的脊柱侧弯

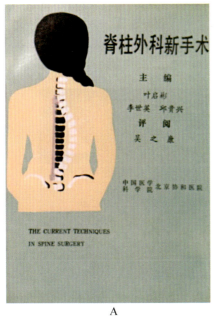
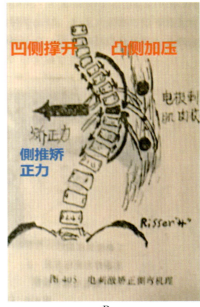

A　　　　　　　　　　　　B

▶ 图 8-24　《脊柱外科新手术》(1991 年版)

A.《脊柱外科新手术》封面；B. 第 198 页中示电刺激改变脊柱两侧不对称应力构想

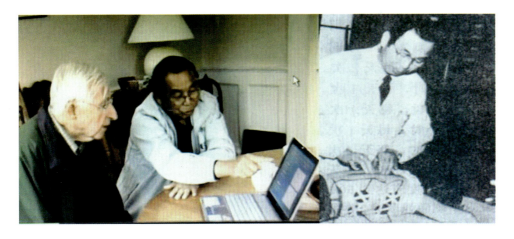

▶ 图 8-25　加拿大 Armstrong 教授(大力支持我国脊柱侧弯防治工作，荣任北京协和医科大学名誉教授)指导笔者研制电刺激治疗仪

未能完全成功。现正在改进加强仪器刺激强度并将电刺激治疗仪小型化,这样,患儿可以白天使用,延长刺激时间。配合应用塑料矫形支具,将动态调控矫正和静态调控矫正并用,两者"强强联合"(图8-29),有望提高疗效,使一部分脊柱侧弯儿童摆脱手术治疗。

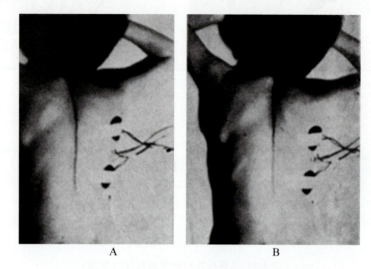

▶图 8-26 电刺激时肉眼可见脊柱外观被矫正变直

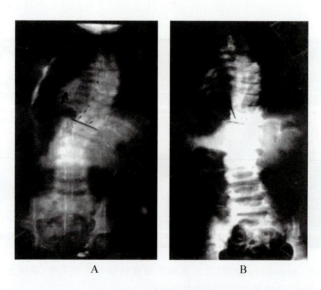

▶图 8-27 电刺激治疗脊柱侧弯
A. 治疗前;B. 治疗一年后,侧弯矫正变轻

第 8 章　危害儿童身心健康的脊柱侧弯

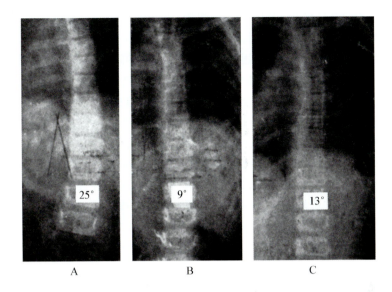

▶ 图 8-28　电刺激时侧弯矫正变轻
A. 刺激前侧弯 25°；B、C. 刺激时侧弯矫正至 8°、13°

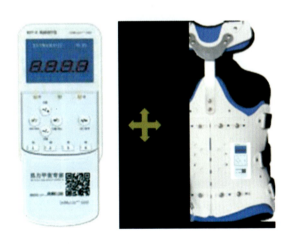

▶ 图 8-29　小型电刺激＋支具治疗

第十七节　儿童脊柱侧弯不早治,到了成年会腰痛

成年人侧弯并不少见,Vanderpool 等调查发现,在骨质疏松患者中,约 36% 的

患者合并有各种脊柱畸形,其中 1/3 为侧弯,由于畸形较小,年轻时忽视治疗。随诊研究发现,大多数成年人的脊柱侧弯会逐渐加重,由于侧弯的凹侧长期不正常负重,使侧弯凹侧软骨磨损较多和退变加速,致侧弯度可能继续发展,背痛患病率达 75%,且随年龄增长逐渐加重,高峰在 40~60 岁,早期应进行腰背肌锻炼,如每天坚持做"协和健身椅子操",有助于稳定腰椎,延缓严重的骨性关节炎发生。但如侧弯逐渐加重,出现椎管狭窄或椎体侧方移位时,会刺激脊髓或神经根引起疼痛(图 8-30)。所以,症状较重者,应进行减压及固定,由于成年人的软组织和神经组织均已老化僵硬,手术时不需强求过多矫正脊柱侧弯,以避免一些合并症。另外,手术时机的选择也很重要,经过分析,迟早需要手术患者,如果在腰椎侧弯中腰$_5$在髂嵴连线上方,侧弯顶椎旋转大于 2°时,侧弯会发展加重,腰椎或胸-腰段侧弯失代偿平衡者多会加重。腰侧弯顶椎落在腰$_{2~3}$或腰$_{3~4}$且有 3°旋转者,其代偿侧弯在腰$_{4~5}$或腰$_5$至骶$_1$处者,预后更差,这些病例,应在年纪较轻时及早手术处理,可避免老年人的手术风险。

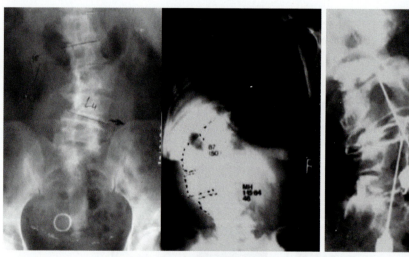

▶图 8-30　成年人脊柱侧弯引起椎体侧方移位、椎管狭窄

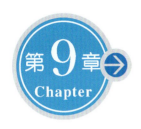

第9章 腰痛的"病根"是腰肌平衡失调

什么叫肌平衡失调,通俗一点说就是一部分肌肉强迫处于一个姿势太久了,或一组肌肉被过度强大或过度频繁地拉扯,无法有张有弛地工作,得不到需要的放松休息状态。

腰部在日常生活中要完成静力学(维持上半身正常姿势)和动力学(腰部活动时拉力、剪力、压力等)的双重负担,脊柱的稳定性,包括静态平衡和动态平衡,主要取决于脊柱肌肉的状态,肌肉是维持脊柱平衡和稳定的重要因素。腰椎为人体的"中点"。由于其活动度大,在运动中受剪力(剪性应力)最大,承受的重力也最大,因此腰椎的退变,是先以腰椎周围肌肉长期承受不平衡应力损害为病理基础。在腰椎后部附着人体强大表层和深层肌肉,表层肌束起自棘突和棘间韧带,斜行向下的骶棘肌由内向外依次分为多裂肌、最长肌(图9-1)并和腰柱前面的屈肌(如腹直肌、腹内肌、腹外斜肌、腰方肌和腰大肌等)相互平衡,它们对于保持腰椎的曲度,稳定腰椎起着重要作用。在此状态下,最小的能量输出,都能发挥最大的工作效率,人体感到舒服而不疲劳。如果其中一组背部肌群长期、反复超负荷工作,就会引发肌肉无菌性炎症而萎缩,致使其不能对腰椎的平衡加以维持时,患者就会感到腰痛。腰痛常常在做一些需要该腰部肌肉发力的体力活动时,才明显感到,所以人们常误认为是打喷嚏、弯腰拿东西时"闪腰""扭腰"了。在日常生活、工作中,腰椎在脊柱各部处于屈曲位时居多,如以久坐姿势工作的人,因长时间伏案工作、使用电脑、驾车等,需要背部肌群承载更大的负担(图9-2),平衡就被打破,久而久之就会发病。最常见的腰肌劳损,腰肌反复发生无菌性炎症时,肌肉疼痛痉挛,既引起腰椎生理弯曲度变直,又会引起腰椎小关节的关节囊疏松、关节软骨损伤及腰椎失稳、腰椎间盘突出症和腰椎管狭窄症等的发生。

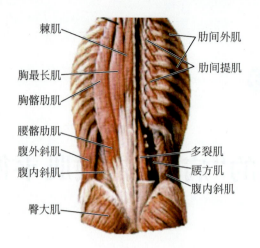

▶ 图 9-1 腰椎周围肌肉

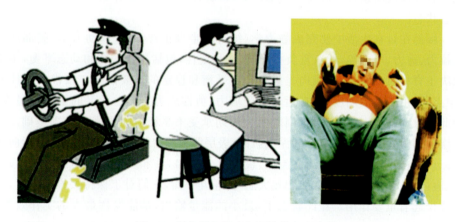

▶ 图 9-2 损伤腰部肌肉和腰椎的不良姿势

第一节 腰肌平衡失调引起的腰前凸变平、变直和腰痛

笔者常常在公共场所提醒某些人:"你有腰痛吧？应到医院查一查",他们会满脸惊讶地说:"是的,您怎么知道我有腰痛?"其实有经验的骨科医师,根据患者腰椎前凸变小、腰骶部平直的体型(图9-3),一眼就能看出他是否有腰痛。腰椎前凸对于负重及维持腰部稳定非常重要。腰椎各椎体后缘的弧形连线形成一条弓形线,弓顶点正常在腰$_3$,弓顶点与重力(弦垂)线距离正常为1.8～2.2cm。正常状态下,经颈$_7$重力线(图9-4红线,即人体重力线)应位于胸椎之前,通过腰$_1$椎体中心、腰椎后部和腰$_5$/骶$_1$间盘,此时人体不容易疲劳。腰椎生理弧度退变不仅是腰椎失稳

第9章 腰痛的"病根"是腰肌平衡失调

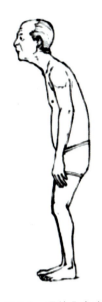

▶▶ 图 9-3 腰前凸度改变

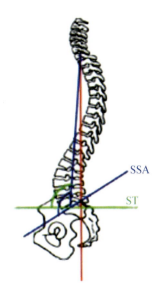

▶▶ 图 9-4 人体正常重力线(红线)前移

的诱发因素,而且是腰腿痛的直接致病原因。基于腰椎整体退变的生理趋势,腰椎曲线在人 40 岁以前随着年龄增长而减小,40 岁以后则稳定在一定水平,它较青年(小于 26 岁)时的腰曲明显变小,如果没有重视肌背肌的维护锻炼。40 岁以后,55%患者腰椎弧的弓顶下移至腰₃以下。从力学角度来看,腰曲变直会加重腰椎后部小关节负担。而关节面压力增高,又会引起关节软骨损伤,继而引起关节囊疏松、关节软骨损伤;而小关节骨性关节炎又会刺激行经其上的腰神经后支,出现腰腿痛症状;特别在髋部外上侧酸痛不已,为了缓解疼痛,腰肌会反应性调整以保护局部肌肉免受应力继续作用,促使腰椎前凸消失,腰肌发生无菌性炎症时,肌肉的上述疼痛痉挛性调整,形成的腰前凸消失,会使人体重力线前移。脊柱后部受力加大,又容易引起腰肌疲劳以及腰痛(图 9-5),形成恶性循环。所以,腰前凸度改变不仅是腰腿痛的直接病因,也是腰椎失稳的重要诱因,腰肌由于长期紧张致力量下降,使腰椎失稳。这样与失衡状态交互影响,引起腰椎整体相应的退变,呈恶性循环。危险

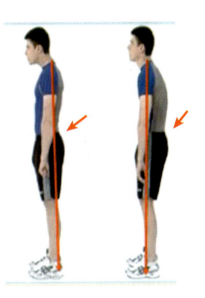

▶▶ 图 9-5 腰前凸变直,人体重力线前移,腰骶平直(箭头示)

还在于这些变化常常是在人们不经意中发生的,如不注意消除造成腰椎失稳因素,加强腰背肌锻炼,调控不对称的异常应力,腰椎前凸在40岁以后,就会在人们不经意中随着年龄的增长而变直,且腰前凸的弓顶会下移至腰$_3$以下,腰椎失稳退变现象逐渐显示出来,腰前凸及腰骶平直出现,人体立即呈现"老态龙钟"外观,一看到这种体型的人,你就知道他们肯定常年受腰背痛煎熬(图9-3);而保持人体优美生理曲线的老年人,则显得英姿挺拔,则极少有腰背痛之苦。腰前凸及腰骶凸变化还会通过影响腰椎小关节和韧带参与腰椎间盘突出症和腰椎管狭窄症的产生及发展。显示脊柱生理曲线变化与脊柱损伤性病症有明显关系,所以恢复或保护腰椎前凸至关重要,维持腰前凸的腰背部肌肉是保护腰椎的第一道防线,要加强锻炼,特别是腰部肌肉的伸展肌锻炼,保护背部肌肉免受不正常的牵拉力继续作用,保持腰椎曲线(即有腰前凸)。笔者采用"协和健身椅子操"加强背伸肌锻炼和少量对症药物,治好了很多腰椎退变、狭窄失稳病例,经几年随诊观察,不仅症状缓解,脊柱稳定性也有所增加。在此,笔者要特别提醒已经常出现腰酸背痛的患者,靠单纯地走路,起不了缓解作用,治不了也预防不了腰背痛。

第二节　为什么会发生腰肌劳损

腰椎位于较稳定的胸椎与骨盆之间,位居人体之"中点",在运动中受剪力(剪性应力)最大,并在脊柱形似宝塔的结构中处于"基底部位",承受工作和劳动时的重力最大,加上腰椎、腰肌结构的特殊性,容易发生腰肌劳损。腰肌劳损简单地说是腰$_3$横突上附着的肌肉劳损发炎,刺激了邻近的臀上皮神经引起。中医说"久坐伤腰",腰肌劳损可说是坐出来的毛病,常见以坐姿工作的人,近年更多发于无节制玩电脑、玩手机的年轻人。因为腰椎横突尖部承受的应力来自前后两方面:后部腰背筋膜、骶棘肌、多裂肌和前方腰方肌和横突棘肌,许多都附着在横突。第3腰椎位于脊柱腰部前凸的顶端;居全腰椎中心,腰$_3$横突最长,是应力集中区,经常久坐或弯腰时,腹肌放松了,上半身重量全由腰肌负担,横突尖部(特别腰$_3$横突)直接承受着最大牵拉张力,日久便发生劳损损伤(急性少见,多为慢性),引起局部组织的炎性渗出、充血、肿胀,继而筋膜、纤维组织等发生无菌性炎症,形成患者临床的第一个体征(腰$_3$横突压痛点)。炎症产物可刺激邻近的臀上皮神经纤维。来自腰$_{1\sim3}$的臀上皮神经纤维从脊神经外侧支分出后,行经小关节表面和横突根部后(图9-6),斜向外下,出发下行,沿途除分出至骶棘肌的肌支(图9-7),穿过骶棘肌和腰背筋膜后层,通常于髂后嵴附近组成几条神经,称为臀上皮神经,在大粗隆上内侧,髂嵴稍下方穿出深筋膜,分布于臀之上及中区皮肤,在骶棘肌外侧缘与髂嵴之交点稍下外侧(在臀部外上象限)处(图9-7),此神经下行进入臀中肌、阔筋膜张肌,形成临

第9章 腰痛的"病根"是腰肌平衡失调

床上腰肌劳损的第二个体征(臀上皮神经区压痛点),所以腰肌劳损患者除了腰痛外还有髋(胯)部疼痛。臀上皮神经的内侧支和最内侧支有半数在髂嵴上缘、骶棘肌外侧缘髂嵴附着部内外 20mm 的范围内,进入臀后部浅筋膜中(图 9-7)。故也有患者主诉在"尾巴骨的地方"(骶尾部疼痛)(图 9-8 蓝圈处),但这个点是腰肌劳损的远端放射痛现象,不是病的原发点,这个部位不需要治疗。这就是腰部经常在不正常负重后,腰肌劳损症的各种临床症状和体征形成过程和机制。了解这点很重要,你就能找到压痛点和贴膏药的正确部位。

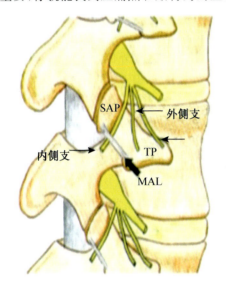

图 9-6 臀上皮神经纤维分支

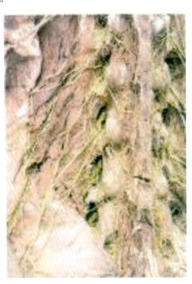

图 9-7 臀上皮神经纤维分布

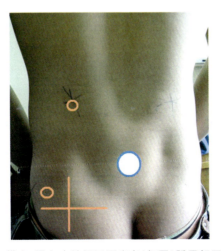

图 9-8 腰 3 横突、臀上皮神经区压痛点(红圈)骶尾部压疼痛点(蓝圈)

第三节　正确诊断腰肌劳损

腰肌劳损是骨科腰痛的主要原因，常被误诊，诊断名词紊乱（如"腰背肌筋膜炎""小关节嵌顿""臀中肌综合征""腰肌拉伤"等），原因在于过去对临床症状和体征产生的原因与过程不清楚，本章第一、二节已将发病机制、症状、压痛点的形成和临床表现等阐述清楚，诊断应不困难。正确诊断腰肌劳损主要根据如下：

1. 临床症状　反复发作的一侧或双侧腰部酸痛、胀痛，疼痛可以在夜间或体位变换时加重，活动后可略缓解。疼痛可放射到骶尾部、臀外侧，大腿外侧至膝关节（偶有小腿酸胀），但不放射到踝足部；少数可引起腹股沟内侧和下腹部酸痛。

2. 体征　①压痛点：一侧或两侧腰$_3$横突部位尖端（图9-9），在"腰眼"处，即在髂后嵴上两横指，脊柱中线外三横指交角处（图9-10）和臀部外上象限区压痛（其体表定位点，把半侧臀部看成球形，通过圆心做两条相互垂直的线，把它分成4个象限，就在外上象限区，相当臀部注射的部位），这里可以找到一个明显压痛点（图9-11）。无腰椎深压痛。②神经系统检查：伸𧿹肌肌力正常，小腿及踝足部感觉正常；直腿抬高试验（＋／－）影像学检查，无腰椎椎体及椎间盘明显器质性改变。基于上述发病的特定临床症状和体征，即可诊断。笔者通过统计学分析，使用此标准诊断治疗100例门诊患者资料显示，准确率达到85％以上。

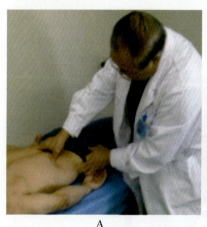
A

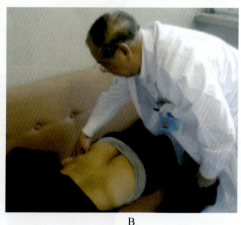
B

▶图9-9　腰3横突压痛点（A）、臀上皮神经压痛点（B）

第 9 章 腰痛的"病根"是腰肌平衡失调

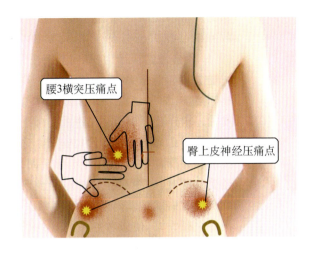

▶▶ 图 9-10 腰 3 横突压痛点及定位方法

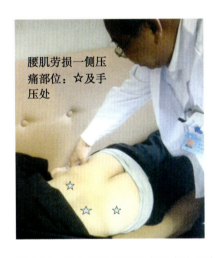

▶▶ 图 9-11 臀上皮神经压痛点及定位方法

第四节 为什么腰肌劳损容易误诊为其他疾病

腰肌劳损症状多样，病变范围广，常被误诊为其他病变而误治；或导致一些医师将治疗措施（针灸、理疗、按摩等）错放到疼痛的放射部位，以致效果不佳。腰肌劳损为什么除了腰痛之外还会引起其他部位的疼痛呢？需要从肌肉、骨骼和神经解剖去理解。因腰$_3$横突位于"腰眼"处，中医常诊为"肾虚腰痛"（肾功能检查大都

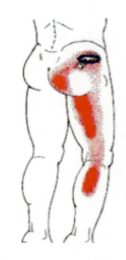

▶图 9-12　腰肌劳损臀部酸痛和腿外侧及膝放射线路

未见异常）；腰肌劳损患者常常主诉髋（胯）部酸痛，多数可放射到大腿外侧至膝关节和小腿肚，酸痛不适（图 9-12），常常误诊为"椎间盘突出"（但无下肢相应脊神经节段感觉异常，疼痛不放射到踝、足部，可区别于椎间盘突出）。也有不少诊断为"臀中肌综合征""臀上皮神经卡压症"，其实，这两者实际上是来自腰肌劳损向下放射的临床现象。因为在腰$_3$横突局部封闭后，腰部和臀部症状常常立即缓解。同理，由于臀上皮神经受刺激时，臀中肌在收缩时会使已激惹的臀上皮神经产生疼痛加重，人体自发产生的保护反应，会自动停止臀中肌收缩，使患者产生"踩空感"或髋（胯）部不吃力感，常被误诊为"股骨头坏死"，腰肌劳损也可引起一些患者腹股沟内侧疼痛，这是因为支配内收肌群及大腿内侧皮肤和髋关节囊的闭孔神经纤维来自腰$_{1\sim3}$神经前支，以腰$_3$神经的纤维最多，当腰$_{1\sim3}$发出的脊神经后支受到刺激时，可发生"泛化反应"（或称"同根现象"）而反射性影响到由前支形成的闭孔神经，而引起股内收肌肌紧张，腹股沟内侧疼痛和下腹部不适，并有压痛。甚至被误诊为"精索炎""子宫附件炎""阑尾炎"等。

第五节　长期坐姿工作的人容易患腰肌劳损的原因

　　腰椎周围一些组织共同维持着腰椎稳定的内在力学关系，如除了后部的骶棘肌、多裂肌起作用外，前部腰椎两侧横突所附着的肌肉和筋膜也起相互拮抗或协同的作用，维持着人体重心相对的稳定，完成腰部各种活动。如在站立时腹肌收缩，可升高腹压，腹腔犹如打了气的皮球一样可承担腰椎部分负担，有助于稳定腰椎（图 9-13），坐下后腹肌疏松，"皮球作用"消失，上半身重量全由腰背肌负担，使腰椎前后的肌力平衡失调；长期坐姿工作的人，背部肌肉长时间处于紧张状态，如不注意"伸伸懒腰"（伸展运动），就会使一侧或两侧止于横突（特别是腰$_3$横突）的肌肉、筋膜劳损。由于"坐"这个职业因素持续存在，所以病情反复，不断发展，局部组织渗出、水肿、出现无菌性炎症，引起横突周围肌肉筋膜粘连、增厚、肌腱挛缩等病理变化，使穿过肌筋膜的神经血管受到炎性刺激和机械性挤压而产生腰肌劳损的一系列临床症状。这就是为什么长期坐姿工作的人容易患腰肌劳损。所以，这部分人应多做伸展运动。道理很简单，既然你的职业无法变更，唯一的克服办法就是平时有针对性加强锻炼腰背肌，储存它们的弹性和收缩潜力，以提高它们的抗疲劳、

第 9 章 腰痛的"病根"是腰肌平衡失调

抗病的能力,才能预防腰肌劳损;痛了才练,虽晚了点,但还得咬着牙忍痛锻炼。单靠吃镇痛药疗效差,没有坚强的腰背肌,无法摆脱腰肌劳损引起的腰痛。

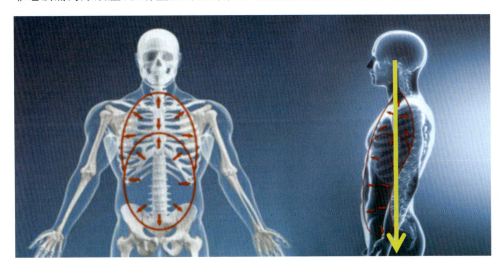

▶▶图 9-13　站立时,腹腔为充气皮球,可分担腰椎部分重力

第六节　肥胖者或孕妇应特别注意预防腰痛

　　肥胖者和孕妇群体的腰痛,属于脊柱的静力平衡失调腰痛:正常人体站立时,人体的重力线是身体重量的作用线、垂直于地面的线,只有重力线通过支撑面才能保持人体的稳定。脊柱前后的伸肌与屈肌力量相等,方向相反,互相拮抗,保持人体的稳定。在肥胖者或孕妇中,因腹部脂肪较多或因胎儿重量,使脊柱前方负重增加,这种静力平衡被破坏。如脊柱前后的静力平衡支点在腰椎前缘(图 9-14),如前方腹部重量加大,向前凸出,前凸重量将会破坏力矩,使在前方既加力,又将力臂延长,而后部腰肌力臂较短,势必须加大收缩力才可维持前后平衡,后部腰肌肉可因日久牵拉力而受损,势必造成肌力衰减,进一步破坏伸屈肌的力平衡,反过来又使腰椎生理前凸增大,腰椎退变和腰椎失稳发展。形成恶性循坏。肥胖者形同孕妇,所以肥胖者,要尽量控制腰围;妇女在孕前应先锻炼,增强腰背肌的肌力储备和练好肌肉弹性回缩能力,否则孕期患病,不能内服、外贴药物,只能靠局部热敷和按摩以减轻一点症状,干受罪,很难受。50%～75%的孕妇在妊娠的某些时期都有腰痛的经历,孕期腰部不适的原因主要是,妊娠后,卵巢产生的激素使骨盆韧带松弛,以适应妊娠和胎儿娩出;这会使腰部的关节韧带、筋膜弹性减弱,引起骨盆前倾,腰背肌疲劳

损伤。加之胎儿不断发育,到了妊娠后期,腹部重心持续前移,腰椎的负担加重,可为体重的 2 倍多,松弛的韧带使骨盆稳定性下降,这些原因都会引发腰痛。所以,孕妇不能过度静养不动,建议孕妇要特别注意生活细节,营养要均衡,保持体重适度增加。在妊娠早期就要坚持做适当运动,餐后散步,加强腰背部的柔韧度和肌肉力量锻炼,如平卧位时两下肢可做交替直腿抬高活动,或轻轻向上挺腹,坐在椅子上,腰后面可垫个小靠垫减轻腰部负担,并让身体时不时在椅子上轻轻做挺腰(使腰背部稍微离开椅背)及收腹动作(图 9-15)。

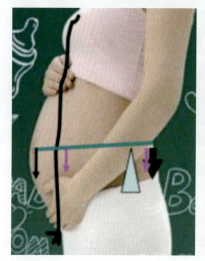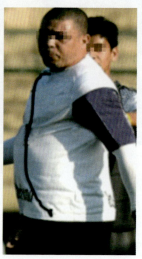

▶ 图 9-14　腹部向前凸出,在前方加力和加长力臂,破坏腰部平衡,加重腰的负担,肥胖者形同孕妇

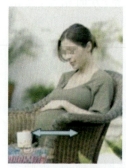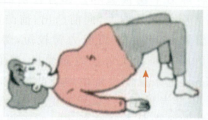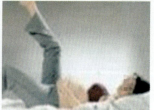

▶ 图 9-15　孕妇在妊娠期间可做的各种运动

第9章 腰痛的"病根"是腰肌平衡失调

第七节 腰肌劳损如何治疗

根据发病机制,背柱的稳定性,包括静态平衡和动态平衡,主要取决于背柱肌肉的状态,肌肉是维持脊柱平衡和稳定的重要因素。在用药物治疗肌肉筋膜无菌性炎症的同时,应加强稳定腰部的腰背肌,特别是伸展肌功能锻炼,不懂发病机制,只知"看病吃药",腰痛就不可能治好,从而反复发作。可参考下述方法进行综合治疗。

1. **消除第 3 腰椎横突附着处的肌肉筋膜无菌性炎症** 有很多药物可以选择,如扶他林 25mg,每天 3 次,饭前 15 分钟口服,3～6 天。笔者治好的病例,使用的药就是那么几种,不必费力去寻求"特效药"。记住:镇痛只是为锻炼创造条件,锻炼才是根本治疗。

2. **最关键、最主要的是主动加强腰背部肌肉的功能锻炼(设定针对性体操)** 劳损肌肉的反向锻炼,特别是伸展肌锻炼是最好的。根据以前治好的患者反映,"小燕飞"不易坚持,研究发现是由于"小燕飞"套用了训练运动员的正常腰背肌伸展力的方法,在用于治疗腰肌劳损时,两头翘起的动作,使腰部已经劳损疼痛的肌肉,还要在锻炼时额外承担翘起的身体两端的重量,会使腰痛加重,使许多患者根本不能坚持做。所以,笔者设计和推荐简单有效、可锻炼整个腰背部伸肌的"协和健身椅子操"和五点支撑的"仰卧挺腹操"(详见第 16 章);要持之以恒地锻炼,增强腰背肌的肌力储备和弹性回缩力,才能对抗因无法改变工作和劳动姿势带来的、每天仍在继续起作用的劳损因素,既有利于维持脊柱的稳定性和腰椎活动的灵活性,也可使症状、体征得到改善。

3. **腰肌劳损的电刺激治疗** 是一种有效的被动腰背肌功能锻炼方法,可以和主动腰背肌锻炼时配合使用,提高疗效,电刺激时肌肉有规律的收缩和舒张,可以帮助解除肌肉痉挛性酸痛,坚持治疗可刺激强壮椎旁竖棘肌与臀中肌。

电极板放置:①在痛侧离脊背中线(图 9-16)自上而下,在纵向的脊柱中轴(红色线)的旁边 2cm 地方的椎旁肌浅表皮肤上,在横突压痛点上方 3cm 处,下方 2cm 处(蓝色正方形框)放腰部电刺激板;②臀部电极板,在髂后嵴中点稍下方和紧挨大粗隆内上方分别贴一电极板(蓝色正方形框)。两个电极板中心点距离都在 7～8cm,不要大于 10cm。然后开通电刺激仪,按照电刺激仪说明书的要求进行治疗。治疗后患者能很快感到肌肉痉挛性疼痛或酸胀疼痛逐渐缓解。

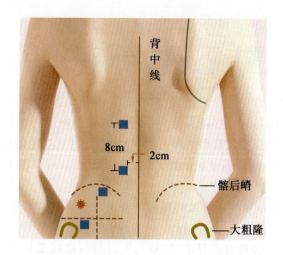

▶ 图 9-16　治疗左侧腰肌劳损时电极板(4 个方块示)放置部位

第八节　如何克服腰椎术后遗留的腰痛

近年,随着腰椎手术及内固定的广泛开展,逐渐出现一种新的临床现象:尽管手术本身已彻底解除了椎间盘突出、小关节增生和黄韧带肥厚等引起的疼痛和神经压迫因素,也做了稳定腰椎的内固定术,影像学检查发现手术本身完美无缺,但是总有一些患者,术后腰背痛和一些功能障碍仍然存在,有时似乎较术前还重,常常怀疑或抱怨"手术没做彻底"。于是又有一些文献开始"创造"出所谓"腰椎融合病""腰椎术后失败综合征"等"新病源"词汇,这些仍缺乏确切的证据支持的"综合征"病名最好少用。大多数临床医师通过仔细观察和分析,都认为,这些没有影像学征象的症状,往往来源于背部软组织病变:①常见合并有腰肌劳损,其诊断治疗上面已有论述,但许多医师往往只注意拍 X 线片,不够重视患者的主诉和查体,只简单地说:"从 X 线片子上看手术很好,没问题,回去慢慢养吧",对术后肌肉康复锻炼指导较差,只会教患者回去做"小燕飞",甚至还有的医师让患者回去"每天走 1万步"等错误的"康复法"。②背部僵硬不适,这是由于医师和患者对术后腰背部肌群的康复锻炼认识不足和重视不够造成的。手术显露时需要剥离和牵拉腰背肌肉,引起术后竖脊肌,特别是多裂肌损伤或萎缩,这是症状发生的主要原因。肌肉损伤或萎缩后,原先腰椎和腰背肌肉形成的结构和力学平衡被破坏,患者都会觉得腰部僵硬,容易疲劳。站立和行走稍多一点,就会感到腰部支撑不住,不得不被迫停下休息一会儿。腰部康复、锻炼,就是为了在术后让腰椎和腰背肌肉形成一个新的稳定平衡,除了腰背肌肉力量,腰背柔韧性的锻炼也很重要。但人们往往忽略了腰背柔韧性的锻炼,有些医师或患者家属,还因害怕内固定松动,错误地让患者静

第 9 章　腰痛的"病根"是腰肌平衡失调

卧硬板床,根本没有进行任何背部肌肉的康复锻炼,结果越卧床,背部肌肉越僵硬、越痛,于是容易产生疑虑和误解,是不是复发了?是不是手术没做彻底?然而影像学检查显示很好。门诊有很多这类患者,通过笔者对其合并的腰肌劳损给予治疗和严格进行"协和健身椅子操"的肌肉锻炼和其他腰肌伸展训练,肌肉力量康复,重新建立了腰背柔韧性和腰椎新的力学平衡,疼痛很快就消失了(恢复工作和旅游都没有问题)。这些现象提示我们,术后虽然可以使症状大部分缓解,但核心肌群的功能并不能随之恢复。因此,为了防止腰痛症状的复发,术前和术后即开始腰肌稳定性训练,以便增加腰椎局部肌肉的肌力,可以对下腰痛复发起到预防作用。这种治疗性运动在治疗下腰痛及恢复肌肉功能中,一直是非常重要和有效的方法。

病例: 男性,70 岁,外科医师。因腰部疼痛、间歇跛行,诊断为腰$_{2\sim5}$多发性椎管狭窄。在某医院进行椎管减压,钉棒系统固定,因并发生脑脊液漏,术后曾卧床治疗了 2 个多月。出院以后一直感到左髋部疼痛,下腰痛,左髋部酸痛。肛门附近常有"抽动感",夜里经常痛醒。经过中医针灸、推拿按摩、注射降钙素(密钙息)与营养神经治疗,效果不明显,症状时好时坏。生活和工作(外科手术)都受到了一定影响,如此反复迁延 2 年多之后,经笔者会诊检查,发现两侧的腰$_3$横突有明显的压痛。以左侧腰$_3$横突更为明显,臀上皮神经区也有明显的压痛,马尾神经支配区感觉正常,无腰椎深压痛。术后 X 线片显示减压及固定均较好,没有发现明显的压迫迹象,笔者在诊室为患者示范并进行"协和健身椅子操"和五点支撑的"仰卧挺腹操"训练,治疗 10 分钟后,患者立即感到不适症状缓解多了;建议患者在腰$_3$横突压痛部位贴麝香壮骨膏,饭前口服扶他林 25mg,每天 3 次,进行 1 周巩固治疗后停药,但体操必须坚持天天做。2 周后,症状大部分缓解。患者很高兴,现在每天坚持练习。治疗性体操可取代走步,全身效果更好,健身、治疗两不误。

第九节　腰椎内固定术后如何锻炼腰肌才不会松动内固定

对于做过腰椎内固定术的患者,有的医师怕内固定松动,常常消极地让患者静卧或过长时间戴支具和护腰,患者不敢活动。这样,既不利于患者的腰部肌肉康复,还可能诱发腰肌劳损,如何在腰部肌肉锻炼康复的同时,又不至于引起内固定的松动呢?如何在两者之间取得平衡呢?笔者过去在治疗小儿麻痹患者时,发现在检查臀大肌麻痹患者做后伸髋关节时,因为臀大肌的肌力强度不够,不能提起骨盆,两侧骶棘肌就会大力代偿收缩;笔者受此启发,建立了术后俯卧,稳定骨盆,后伸髋关节锻炼方法(图 9-17)。具体做法:术后 3~4 天,拔除引流管后,根据患者的不同情况,开始进行腰背肌功能锻炼,患者俯卧床上,每隔 5 秒两下肢交替做后伸一次,但要保持骨盆不离开床面,这时可以触摸到腰部两侧的骶棘肌收缩活动,而脊柱、骨盆未动,这样就可锻炼两侧腰肌而又不致引起腰椎活动,不会造成松动内固定;也可让患者在戴上塑料支具的情况下,仰卧在床上,做轻度的五点支撑的"挺腹和收腹"动作(图9-18),做这个锻炼时,需控制试图抬臀部动作,实际上只有背肌收缩,而臀部不要离开或只轻度离开床面;在患者起床以后,也可以坐靠在椅子上,戴着支具,做轻度"挺腹和收腹"的动作,这时,可发生腰腹部的肌肉收缩,由于有支具的保护,既不会引起腰椎明显活动,也不会引起内固定松动(图9-19)。肌肉的康复有利于患者手术后腰部肌肉功能的恢复,也可以预防由于过多的消极卧床休息,诱发腰肌劳损,使患者误以为病变复发,情绪波动。

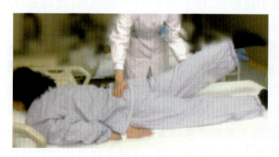

▶图9-17 教患者做后伸腿,一手固定骨盆

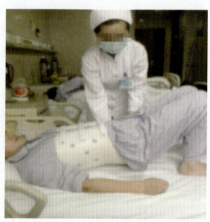

▶图9-18 五点支撑的"挺腹和收腹"动作

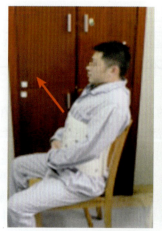 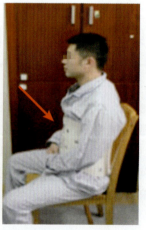

▶图9-19 戴着支具,轻轻做"挺腹和收腹"活动

第九章 腰痛的"病根"是腰肌平衡失调

第十节 对腰肌创伤较小的微创或小切口手术

由于切开减压固定术,会带来腰部肌肉损伤,引起腰部不平衡,加之手术后如康复锻炼不够,会出现一系列的问题,医师们一直在努力研究解决这个难题,其中一条途径是术后早期即进行有针对性的肌肉康复锻炼;另一个办法是积极寻找其他微创或小切口的手术,来取代一部分患者需要较大面积剥离椎旁肌的手术。这些手术有严格的手术指征,并非任何患者都能这样做,只有比较轻度、比较单纯的病例,通过这些小手术治疗,可以减少这部分患者腰部的损害和术后肌肉失衡带来的一些问题。现在常用的一个办法是椎间孔镜手术,在局麻下打个小孔,在C臂机透视下,用小器械把椎间盘切除,或同时进行一些比较简单的椎管狭窄和肥厚黄韧带切除,进行小范围减压,不进做内固定,效果尚可。对于另外一些有脊柱不稳定的患者,需要进行减压及内固定,也可以不必大面积暴露肌肉,而是通过小切口,劈开骶棘肌、多裂肌纤维进入,显露、减压和打钉子,并进行单侧的内固定方法。现在已经证实:单侧内固定同样可以让椎体的稳定性得到重建。但要强调的是:与切开脊柱手术后一样,手术后同样要进行肌肉康复锻炼。

1. 椎间孔镜手术　随着现代科技和医学技术的发展,脊柱的椎间盘突出症,甚至椎管狭窄等很多疾病都能够采用脊柱内镜(包括椎间孔镜和椎板间镜)微创手术治疗了。该技术就是利用脊柱骨的自然孔隙(椎间孔、椎板间隙等,图9-20、图9-21)置入脊柱内镜,然后在内镜直视下对脊神经进行减压治疗。切口仅有7mm左右(香烟头样大小),然后用逐级扩大的导管逐渐撑开推移肌肉与筋膜组织,建立手术通道,通过自然间隙到达手术位置,对肌肉和筋膜组织几乎没有损伤,对脊柱的骨性结构几乎没有破坏,出血少,术中及术后并发症少,术后恢复快,术后2小时患者即可下地活动,避免了术后因手术导致腰背部肌肉与筋膜损伤而引起的腰背疼痛。笔者手术团队应用该技术治疗了1000余例患者,都取得了很好的治疗效果。随着技术的进步,它终将取代常规的开放性手术治疗。

2. 腰部微创腰椎内固定术　为了减少手术创伤,许多医师手术时在保证神经根得到充分减压的同时,开始关注保留腰椎肌肉与筋膜

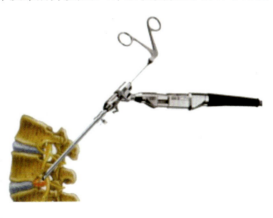

▶图9-20　通过椎间孔的自然孔隙进行手术

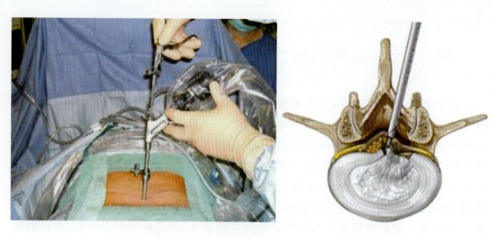

图 9-21 通过椎板间隙的自然孔隙进行手术(武警总医院供稿)

的完整性。"腰后入路在扩张通道下减压椎体间融合单侧内固定术,治疗腰椎退行性疾病"的手术是一种好方法。手术时只需在腰部做个小切口,采用特殊管道牵开器,通过钝性分离多裂肌束后,逐步将肌纤维分别向四周分离撑开,避免广泛剥离椎旁软组织,将通道管的底部直径从 2.5 cm 撑开扩大至 4.0 cm,可以满意地显露椎弓根,扩大了手术视野(图 9-22),手术通过一侧入路即可完成神经减压和固定融合(图 9-23),从而避免对侧(无症状侧)软组织和对关节突关节的破坏,维持了脊柱稳定性,出血量少,术后疼痛轻,康复快,效果与开放手术无明显差异。术后肌肉萎缩无力、腰背衰弱等发生率减少见。单侧与双侧椎弓根螺钉内固定稳定效果和椎体间融合效果相似(图 9-24)。

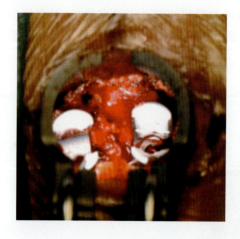

图 9-22 应用可扩张通道横断面

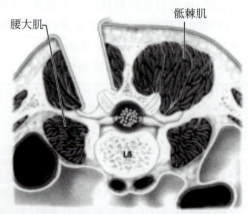

图 9-23 通道下置入单侧椎弓根钉

第9章 腰痛的"病根"是腰肌平衡失调

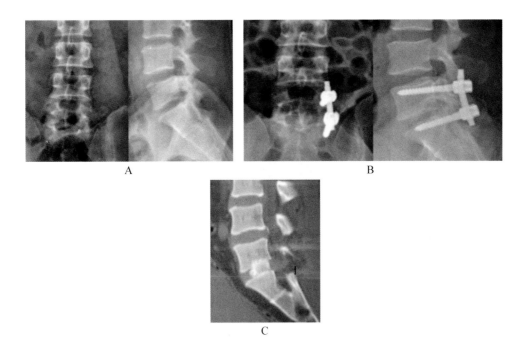

▶▶ 图 9-24 男,56 岁,腰痛及左下肢疼痛 6 个月

A. 术前 MRI 示腰$_5$至骶$_1$椎间盘向左后脱出;B. 术后 X 线片示内固定物位置良好;C. 术后 6 个月 CT 检查示椎间植骨块位置良好,椎间骨性融合(邢台矿业集团总医院供稿)

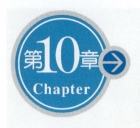

让人腰痛、走不动的脊椎滑脱和椎管狭窄

　　脊椎滑脱、腰椎管狭窄是中老年人发生腰腿痛的常见原因，它让人腰痛、腿麻、走不动，严重影响患者的劳动及日常生活，其病因复杂，无论何种原因造成的脊椎滑脱，由于它引起脊柱不稳和异常活动，到了中老年阶段常会诱发小关节骨性关节炎和黄韧带增厚，出现椎管狭窄；反之，椎间盘退化、小关节骨性关节炎和骨质疏松也可导致脊退行性滑脱。二者如影随行，经常混在一起，治疗时也要互相兼顾。所以，笔者将这两种病结合在一起，论述患者比较关心的问题，比如，怎么预防脊椎滑脱、椎管狭窄的发生；发病之后如何延缓它的发展，以避免手术；如何选择合适的治疗方法；手术治疗后如何避免术后残留腰痛，以及进行相应康复锻炼等。

第一节　什么是脊椎滑脱、腰椎管狭窄

　　脊椎滑脱的定义：是椎体不稳，一个椎体在另一个椎体上向前（或向后）滑移或脱位（图10-1）。过去，将脊椎滑脱的原因分为先天性与外伤性两类；实际上最为多见的乃是由于退行性变所致，约占全部脊椎滑脱者的60%以上。脊椎滑脱可以分成四度（图10-2）。

　　腰椎管狭窄的定义：是腰椎管变窄了。椎管是由各个椎体与椎弓共同围成椎孔连接而成，椎管内容纳脊髓，而由脊髓分出的脊神经是从前、后椎间孔"穿出"合成的，椎管狭窄时，它们可能受到不同程度压迫。椎管的前壁为椎体和椎间盘的后面以及后纵韧带，后壁是椎板及衬于其内的黄韧带。左、右外侧角的两边是椎弓根。当椎间盘突出、退变，椎间隙变窄、上关节突松动上移时，或椎间关节发生骨关

第10章　让人腰痛、走不动的脊椎滑脱和椎管狭窄

节炎和关节囊增生肥大时,都会挤占椎管空间,可导致一处或多处发生椎管狭窄,压迫脊髓或神经根而引起慢性腰腿疼痛(图10-3),尤其在行走时加剧,略蹲或稍坐一会儿之后缓解(即间歇性跛行)。

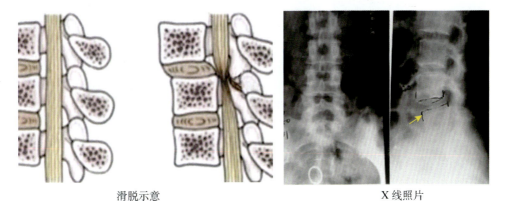

滑脱示意　　　　　　　　　　X线照片

▶▶ 图10-1　脊椎滑脱

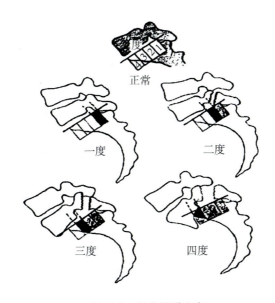

▶▶ 图10-2　脊椎滑脱分度

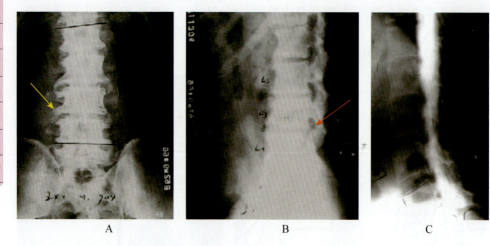

▶ 图10-3　腰椎管狭窄的X线片及脊髓造影

A. 腰椎骨刺；B. 腰$_{3\sim4}$、腰$_{4\sim5}$后缘骨刺；C. 腰$_{3\sim4}$、腰$_{4\sim5}$腰椎管狭窄，脊髓造影示局部脊髓受压变细

第二节　脊椎滑脱、腰椎管狭窄的诊断

典型临床表现＋影像学检查即可诊断。患者多半主诉腿痛、腿麻，步行一段距离后症状加重。腰椎前屈、患者下蹲或休息几分钟，症状好转，称为间歇跛行，患者可骑自行车，但步行困难。少数患者有"上山容易下山困难"现象，直腿抬高试验常为阴性，病史较长的患者也可有感觉、运动障碍及反射的改变。

影像学检查很重要。普通X线片及脊髓造影，可见椎间隙变小，椎体骨赘形成，后方小关节增大和中央及侧方椎管明显变小等椎管狭窄表现（图10-3）。侧位的过伸位、屈曲位，以及正位左、右倾斜位X线片，可见脊柱不稳定（图10-4）；可检查有无峡部裂（图10-5）等。CT分辨能力强，它对椎间盘突出、椎管中央及侧方狭窄的诊断都很重要（图10-6）。因此，术前几乎每例患者都可以借助CT明确诊断。椎间盘造影对合并有椎间盘突出的诊断有意义。MRI是很好的诊断手段（图10-7）。此外，肌电图对脊神经功能受损程度检查也很有意义。

鉴别诊断：临床表现＋影像学检查可诊断。但需除外：①糖尿病、甲状腺功能减退及酒精中毒引起的周围神经病变，也有下肢麻木。②运动神经元的疾病。③如脉管炎缺血性跛行。④脊柱肿瘤（原发或转移瘤）。

避免误诊误治：腰肌劳损患者走一段路时，腰无力，支持不住，需休息一下；脉管炎的缺血性跛行；椎管狭窄患者走一段路后，因下肢麻木无力，需休息一下的间歇跛行的症状；注意区分。

第10章 让人腰痛、走不动的脊椎滑脱和椎管狭窄

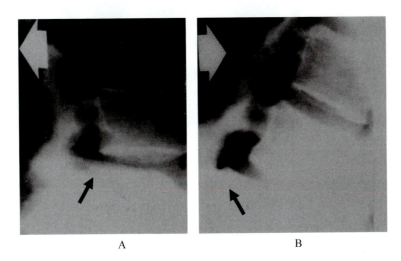

▶▶ 图10-4 前屈后伸位X线片
A. 后伸时滑脱轻；B. 前屈时滑脱加重（箭头示）

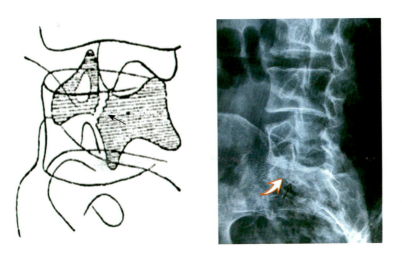

▶▶ 图10-5 腰$_5$峡部裂（箭头示）

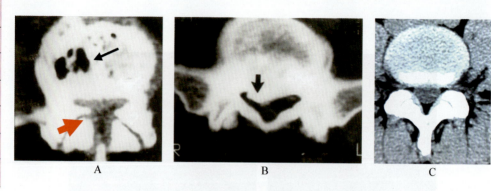

▶ 图 10-6 CT 显示腰椎管狭窄原因

A. 小关节增生内聚(红箭头),椎间盘内的结构"真空样变"(细箭头);B. 椎体后缘增生突入椎管(粗箭头);C. 正常腰椎 CT

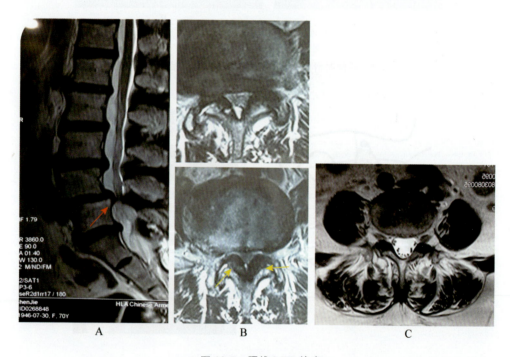

▶ 图 10-7 腰椎 MRI 检查

A. 侧位相示腰$_{4\sim5}$滑脱狭窄(红箭头),腰$_{3\sim4}$;腰$_5$至骶$_1$椎间盘膨出;B. 横切面相示椎间盘膨出,小关节增生内聚压脊髓和神经根(黄箭头);C. 正常腰椎 MRI 横切面像

第10章 让人腰痛、走不动的脊椎滑脱和椎管狭窄

第三节 脊椎滑脱、腰椎管狭窄的治疗

从解剖学及发病机制上,脊椎滑脱、腰椎管狭窄两者有区别,其手术治疗也有些不同的地方。但在中老年阶段,脊椎滑脱大都形成有不同程度的椎管狭窄。①非手术治疗大都以治疗腰椎管狭窄的症状为主。②手术治疗基本相似,主要为减压,融合固定,重建脊柱的稳定性。在早期阶段,应积极开展非手术治疗,以控制症状、停止或延缓脊椎滑脱、腰椎管狭窄的发展,加强腰背肌锻炼,增加脊柱的稳定性,就能达到目的。

1. 非手术治疗

(1)早期:骨、韧带及椎间盘等的变化较轻,影像学检查还没有明显器质性改变。主要表现为功能紊乱,由于生活习惯和工作姿势不当,造成反复、累积性地屈伸、旋转等磨损创伤,脊柱后方的小关节及椎间盘的纤维环发生退行性改变,从而引起腰痛。腰痛时好时坏,疼痛的刺激因素主要来自脊柱后方及小关节,产生一系列病理性改变:滑膜炎、关节囊撕裂、关节软骨退行性变,使覆盖其上的肌肉痉挛、椎间盘纤维环的周边撕裂等,这时如在用药物镇痛和神经营养药对症处理时,但需清楚药物只能控制症状——"治标",应从发病根源上下手——"治本",即注意调整不正常的活动和工作姿势与工作频率,注意腰背肌锻炼,则椎间盘的纤维环发生退行病变和周边撕裂等此时仍然可能愈合,不过形成的瘢痕组织毕竟比正常胶原纤维的力量差。如只知道吃药,任其反复创伤—愈合—创伤,恶性循环继续下去,瘢痕组织退行性变就会持续发展加重,病情由轻变重,向下一阶段发展。

早期治疗方法很简单:为镇痛药镇痛、控制无菌炎症,并无"特效药",只是为康复锻炼打基础,常选药物有扶他林(25mg,每天3次,饭前服)或塞利西卜(西乐葆)(100mg,每天2次),神经营养药甲钴胺(0.5mg,每天2次),有时也加用降钙素(密钙息喷鼻剂每天1次),改善马尾神经血液供应。重点是要教会患者天天坚持做有针对性的背肌锻炼体操。锻炼背伸展肌尤为重要,如"协和健身椅子操"和五点支撑的"仰卧挺腹操"(参阅第16章 第二节),能很快缓解症状。问题是许多患者症状一好转,就忘了锻炼,以致症状反复,病变逐渐发展。

(2)病变非固定期:影像学检查表现有椎间盘膨出,甚至轻度突出,在腰椎过伸、屈曲活动时,有椎体间失稳移动变化。此时已有小关节破坏松动、关节囊松弛以及椎间盘纤维环的放射状撕裂等器质性改变。在这期间,只在腰椎的旋转以及过伸、屈曲活动时,可出现椎体异常活动,上关节突向前后移动压迫腰神经根时,出现症状。如改变姿势使关节突复位,或保持稳定,加上药物治疗使局部水肿消退,症状仍然可以消失。也就是说,如能严格按照早期的非手术治疗方法,仍有不做手

术的可能。如非手术治疗期间,出现椎间隙逐渐稳定变化,特别当椎间隙小于 2mm 时,脊柱又可重新稳定(图 10-8)。

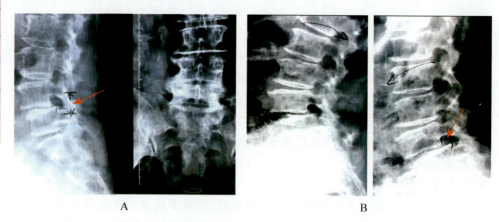

▶▶ 图 10-8　退行性滑股脱,锻炼康复治疗

A. 女,72 岁,腰$_{4\sim5}$ 退行性滑脱;B. 坚持每天做"协和健身椅子操"康复治疗,随诊近 2 年,症状消退,椎间隙变窄小于 2mm,趋于稳定

(3)病变固定期:此期退行性变持续发展,髓核丧失、椎间盘内的结构纤维化发生真空样变、关节软骨破坏以及骨赘形成,产生固定性畸形,神经根的压迫症状为持续性。产生关节僵硬,异常活动减少,但此时患者可有椎间盘突出及椎管中央或侧方狭窄发生(图 10-9)。突出物常持续压迫脊髓神经,疼痛影响日常活动和睡眠,步行少于 50m 感觉踝足部肌力减退,甚至有肌萎缩时,应尽快手术治疗以避免术后神经功能不能逆转。不少患者在此时因神经功能减退,会感到疼痛略有减轻,常

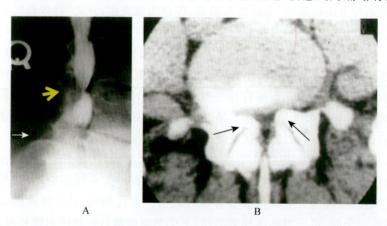

▶▶ 图 10-9　椎管中央和侧方狭窄

A. 造影示脊髓呈"蜂腰状"狭窄;B. 小关节内聚侧方狭窄

第10章 让人腰痛、走不动的脊椎滑脱和椎管狭窄

误认为按摩、针灸后见好了,其实神经麻木不痛时,病情更坏了,会逐渐出现肌肉萎缩和跛行,致手术后这些变化也不能逆转,影响手术效果。

2. 手术治疗 ①目的,减少疼痛以及改善日常活动功能,预防进一步的功能损害。②原则,彻底减压、融合固定和重建脊柱的稳定性。

(1) 彻底地减压及内固定:充分椎板减压,宜广泛椎板切除。每个平面的减压范围至少应包括上位椎板的下1/3、下位椎板的上1/4,充分切除肥厚黄韧带,解除侧隐窝狭窄(神经根行经的侧隐窝,直径5mm为正常,4mm为边缘值,3mm为狭窄)。侧隐窝宜扩大到不少于5mm(笔者经验,用4号神经剥离子探查骨和神经根之间,有宽松感即可),一般用骨刀切除下关节突的下1/3~1/2(有内固定时),即可见到上关节突的关节软骨及附着在其内侧增厚的黄韧带,要充分切除,须去掉上关节突的内侧1/3,并且扩大侧方椎管到椎间孔(图10-10)。扩大时宜用骨科椎板咬骨钳小心仔细地一点点去掉骨质。中央型椎管狭窄,上关节突的内侧部分也应切除,必要时需全椎板切除。

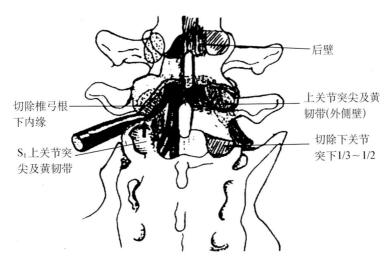

▶ 图10-10 椎管狭窄减压范围

(2) 脊柱融合治疗:多年来对非手术治疗无效的严重下腰痛患者,侧位动态(即前屈后伸)X线片有异常活动时可脊柱融合治疗。

(3) 后外侧植骨(或椎间融合器植骨)融合治疗:可重建脊柱的稳定性,能收到良好效果(图10-11,图10-12)。但长期随诊时发现,坚强内固定后,有加速融合节段邻近椎节的应力,引起退变加速现象。目前对这样病例,可用非融合技术的半刚度固定(有些弹性的)(图10-12)。

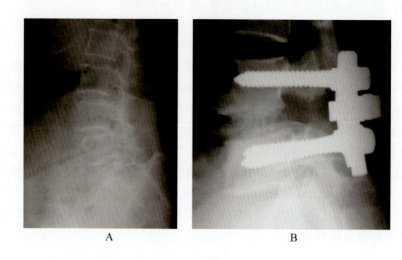

▶▶ 图 10-11　腰$_4$至骶$_5$节段的退变性滑脱治疗

A. 治疗前 X 线侧位片示腰$_4$至骶$_5$滑脱；B. 后路减压椎弓根钉棒系统固定术后 X 线片示滑脱复位

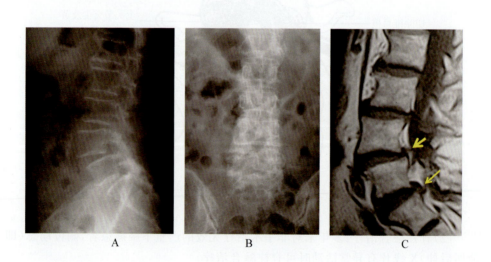

第 10 章　让人腰痛、走不动的脊椎滑脱和椎管狭窄

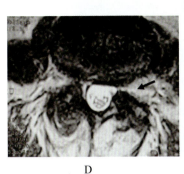 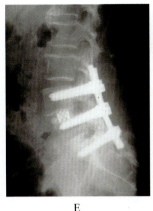 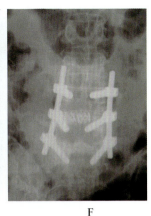

D　　　　　　　　　　　　E　　　　　　　　　　　　F

▶▶ 图 10-12　腰椎脊椎滑脱、椎管狭窄的手术治疗

A. 侧位 X 线片显示腰$_{4\sim5}$、腰$_5$ 至骶$_1$ 节段的退变性脊柱滑脱；B. X 线片正位像；C. MRI 显示腰$_{4\sim5}$、腰$_5$ 至骶$_1$ 节段的椎体滑移、狭窄（箭头处）；D. MRI 轴位像显示侧隐窝狭窄；E. 后路椎弓根钉—棒固定术后侧位像，腰$_{4\sim5}$ 钛网，腰$_5$ 至骶$_1$ 植骨融合；F. 术后正位像，减压复位固定满意

第四节　腰椎手术方法的分化与进步

在临床上，由于各种原因导致的多节段（三节段及三节段以上）脊柱不稳定仍然是脊柱外科医师的一个课题，尽管其治疗手段多种多样，且随着脊柱外科技术的发展而不断完善，但重建脊柱稳定性与保持脊柱功能之间一直存在矛盾和争议。有些医师主张将有退变的脊柱节段全部融合，以防止几年后还要再次手术（图 10-13）；另一些医师则主张只选择做"责任椎体节段"（图 10-14），但如何精准地选好责任椎体节段，还需积累更多经验，目前两种方法效果都不错，都在应用着，但总的趋势呈在小切口化，微创化，如单侧椎弓根螺钉固定技术的应用。

为了减少脊柱手术带来的创伤较大和加重邻近节段退行性变等缺点，缩短手术时间和出血，国内近年推出一种单侧椎弓根固定技术，用于治疗腰椎间盘突出伴腰椎不稳的微创技术（图 10-15）。已成为治疗腰椎间盘突出症伴腰椎不稳的常规的方法，该方法能完整地重建脊柱的稳定性效果良好（图 10-16）。

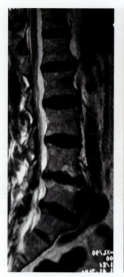
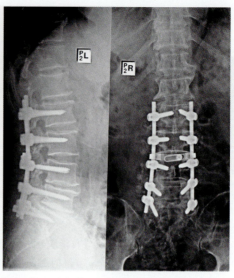

▶ 图10-13 男性,65岁,下肢疼痛麻木,伴间歇性跛行等症状2年;影像学示:腰$_2$至骶$_1$腰椎管明显狭窄,减压,术后内固定腰$_2$至骶$_1$长节段固定,术后症状消失,日常生活能力影响不大

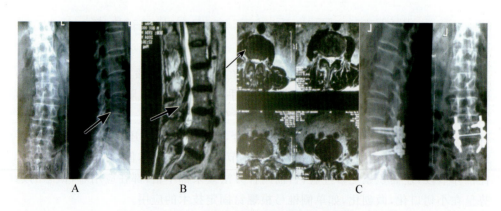

▶ 图10-14 多发椎管狭窄,责任椎节固定

A. 男,82岁,下肢行走无力12年,近半年间歇性跛行20m;影像学示:腰$_2$至骶$_1$多发椎管狭窄,考虑患者年龄偏大,未做腰$_2$至骶$_1$长段固定;B. 仔细分析狭窄以腰$_{4~5}$为主(粗箭头处);C. 只对"腰$_{4~5}$责任椎体节段"进行减压固定,术后症状基本消失,随诊2年,效果维持(武警总医院骨三科供稿)

第10章 让人腰痛、走不动的脊椎滑脱和椎管狭窄

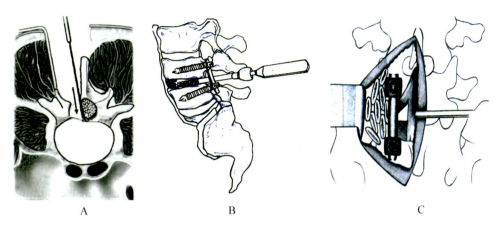

▶图 10-15 单侧椎弓根螺钉固定技术

A. 小切口；B. 减压椎间植骨；C. 单侧椎弓根螺钉固定植骨

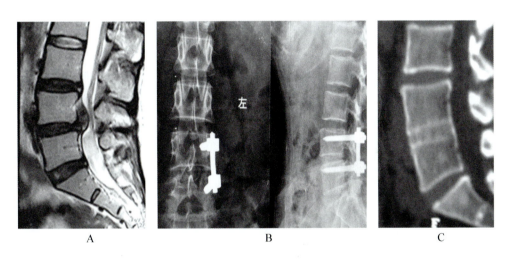

▶图 10-16 单侧椎弓根螺钉固定技术治疗病例

A. 手术前腰$_{4\sim5}$椎间盘突出，不稳定；B. 椎间盘突出术后单侧固定良好；C. 术后 7 年 CT 示取棍后腰$_{4\sim5}$稳定，愈合良好（邢台矿业集团总医院供稿）

第五节　成年人脊椎滑脱、椎管狭窄一定要手术治疗吗

笔者在 10 多年前，按照国外标准，对腰椎小关节增生退变椎管狭窄并有Ⅰ～Ⅱ度脊椎轻度滑脱的病例，大都认定需要手术治疗。10 多年过去之后，许多没有

手术的患者在生活、工作、出差和旅游中毫无问题,他们来寻找笔者复查,看看原来的疾病是否有变化、发展?也有的是找笔者治疗腰痛。经过检查,大部分患者都只是腰肌劳损性腰痛,很容易治好,他们的幸福感并不比手术治疗的患者差。这些现象,启发笔者去研究分析病况,发现腰椎小关节增生退变比较轻的,虽然有Ⅰ~Ⅱ度脊椎滑脱、轻度椎管狭窄,只要是局限在腰胯部的腰痛,无明显足踝部麻木放射痛,伸𨄮肌尚无肌力减弱,不愿意马上做手术的病例,拍腰椎侧位的前屈后伸X线平片,可观察到滑脱的椎体在腰前屈时滑脱加重,腰后伸时滑脱减小(图10-17)。腰后伸肌对脊柱有稳定作用,可以考虑先行非手术治疗观察。国外近些年来,雷同笔者观点的越来越多。在严格地做腰部伸展"协和健身椅子操"(详见第16章),辅助一些对症药物治疗后,腰痛得到明显控制,一些病例已经观察几年,笔者发现这些病例的椎体滑脱趋势似已暂时得到遏制。脊柱生理曲线变好,反映背伸肌强壮,有稳住腰椎滑脱的作用,从而使一部分患者避免了手术治疗(图10-18,图10-19)。检索国外有关退变性脊柱滑脱的自然进程文献报道,从中可发现,大多数病例可以通过治疗治愈。在下腰痛伴随椎间隙塌陷进展患者中,只有不到30%的患者滑移加重,且侧位像上向前滑移通常不超过椎体宽度的30%。76%的患者首次检查神经系统是完好的,并未随着时间恶化加重,这些患者可接受非手术治疗。

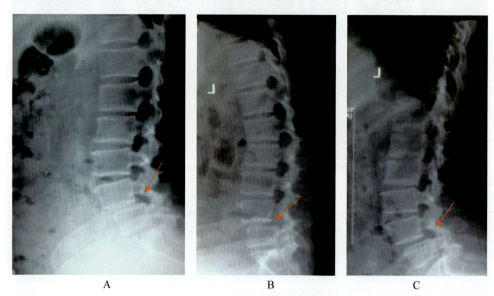

▶ 图10-17 普通侧位前屈后伸X线片

A. 显示腰$_{4~5}$滑脱;B. 腰前屈时腰$_4$前脱加重;C. 后伸前脱减轻(箭头所示)

在进行体操锻炼时,一定要在治疗前注意仔细分析病史,平时腰痛是腰前屈时严重?还是后伸时严重?最好拍腰椎侧位前屈、后伸位X线片,以准确决定患者的

第 10 章　让人腰痛、走不动的脊椎滑脱和椎管狭窄

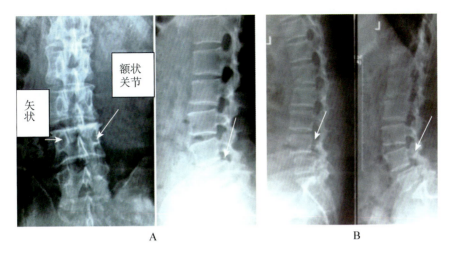

图 10-18　小关节不对称,腰前屈时滑脱减轻

A. 女,52 岁,腰$_{4\sim5}$小关节不对称,腰$_{4\sim5}$为Ⅰ度滑脱;B. 腰前屈时滑脱减轻,伸展时加重(箭头)

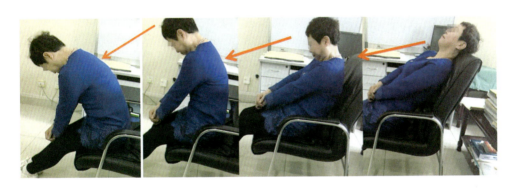

图 10-19　斜坐位进行仰卧起坐的锻炼方法

锻炼的方式。大多数病例,背伸肌强壮,有稳住腰椎滑脱的作用,但对于极少数滑脱部位的小关节间隙发育不对称,可见小关节缝隙一侧呈矢状面;另一侧呈额状面(图 10-18 箭头处)或两侧均呈额状面时,有时可见腰前屈时滑脱减轻,后伸时反而加重,所以这时患者的锻炼就得恰恰相反,可鼓励患者练仰卧起坐,仰卧在床上,在膝关节下面垫小枕头,进行仰卧起坐的锻炼,老年人体弱者,也可取斜坐位进行锻炼(图 10-19),两个锻炼的方向是相反的。所以,一定要在治疗前注意仔细分析病史,做 X 线片检查,才能准确设计"锻炼方案"。另外,要进行随诊,注意患者的治疗反应,这是最主要的。如锻炼之后仍然无效,即应尽快手术治疗。

笔者现在对仅有下腰痛,而无神经功能受损的病例,进行非手术治疗。非手术

治疗方法包括镇痛、腰椎的物理治疗,重点进行腰背肌功能锻炼,同时辅助对两侧骶棘肌、多裂肌等进行同步电刺激治疗,一般3～4周后症状即可缓解。坚持锻炼能有效控制病情发展。

但是对于就诊时有神经源性跛行病史、大小便功能障碍等症状的病例,预后较差,大多数(80％以上)的患者,需要行手术治疗。对于非手术治疗的病例,应进行严格随诊,注意患者的治疗反应,如锻炼无效,应尽快手术治疗。

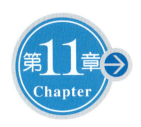

为什么患腰椎间盘突出

在我国,腰椎间盘突出症患者占全国总人数的 15.2%。椎间盘是夹在两块椎骨中间、对脊椎起减震的组织,就像一块圆形的软垫,它由上下软骨板、纤维环和髓核三部分构成,整个腰椎椎间盘的厚度仅为 8～10mm,是个具有流体力学特性的结构(图 11-1)。椎间盘的特点既非常脆弱,又具有弹性。腰椎在脊柱中负重最大,活动最多,当人们受到各种损伤,腰椎遇到不对称应力的时候,椎间盘首当其冲,以其"软身段"迎战,承受较大的压力。因此,腰椎承受各种外力及内部应力的机会最多。腰椎间盘在脊柱活动中的受力地位,决定了它容易受伤,因为它在承受反复的屈伸弯腰、转身或长期处于一个姿势等产生的不对称应力作用时,椎间盘髓核频频地

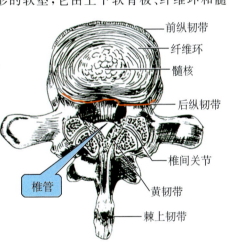

» 图 11-1　椎间盘结构

"蠕动"和变换某一部分的厚度,以适应人体姿势的改变,来缓冲震动,避免两块椎骨直接碰撞、摩擦,维持椎体关节稳定、调节脊柱的顺应性和降低脆性。在椎间盘 3 种成分中,软骨板最坚固,弹性效果最强的是髓核,最容易磨损的是纤维环。①在不正常、不对称应力的反复冲击下,可持续引起椎间盘细微的损伤,并在纤维环内部出现一些细小的裂纹。②椎间盘本身结构的退化,成年人的椎间盘,其血液循环逐渐匮乏,修复能力较差,特别是在退变产生后,修复能力更加微弱。一般人 20～30 岁,椎间盘就开始老化了,纤维环老化变性,水分及营养成分减少,弹性降低而脆性增加,提重物压碎椎间盘所需要的力,40 岁前是 800kg,老年人是 450kg;所以老年人即使身体很好,也不要逞强去搬重

物。③腰部肌肉的保护——这条重要防线的受损或退化,也是一个重要原因。正常腰肌紧紧"抱住"腰椎,使腰椎间盘承受的压力减少,形成保护腰椎的第一个道防线。长期腰肌劳损、牵拉等使其保护腰椎、椎间盘功能下降,这些都成为椎间盘发生突出来的病理基础。④从生物力学的角度上看,腰$_{4\sim5}$和腰$_5$至骶$_1$椎间盘所承受的压力最大,其活动度也最大,而后纵韧带在腰$_5$、骶$_1$平面时宽度显著减少,椎间盘突出的部位,90%以上在腰$_{4\sim5}$和腰$_5$至骶$_1$节段(图11-2)。对以上几种情况的分析,也让我们了解如何才能预防或减少椎间盘突出,"协和健身椅子操"的设计,就是在全身肌肉锻炼的基础上,要求在四肢伸展时臀部要抬起至稍微离开椅子面,目的是加强对腰部肌肉、特别对腰骶部伸肌的锻炼。

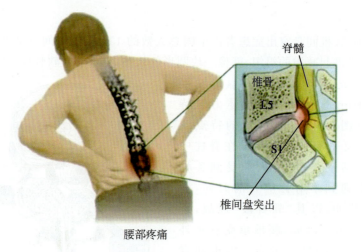

▶ 图11-2 腰$_5$至骶$_1$椎间盘突出

第一节 如何简单区分腰肌劳损和腰椎间盘突出

  腰痛是腰肌劳损和腰椎间盘突出症最常见的症状,疼痛之处都在腰部,容易混淆,一有腰髋痛就诊断为"腰突",将许多人弄得很紧张。因此,将它们搞清楚很重要,以免一些人腰一痛就被照片子,做了一大堆CT与磁共振成像(MRI)检查,既浪费了国家资源,还可能误诊误治,许多"游医"把容易治好的腰肌劳损性腰痛当"治好了椎间盘突出"做幌子,通过各种渠道,欺骗宣传"不开刀治好椎间盘突出",甚至买通一些不良媒介和一些报刊副刊登(夹带)"小广告",兜售膏药、"秘方",延误治疗,患者白白化了几万、十几万元。在医院手

第11章 为什么患腰椎间盘突出

术治疗的椎间盘突出患者,90%以上患者都有过这种上当的经历。其实只要比较一下治疗前后 CT 或 MRI 的椎间盘突出情况,谎言不攻自破。所以,那些骗子大都不让去复查 CT 或 MRI。腰肌劳损和腰椎间盘突出之间最大的区别,为腰痛是否伴有下肢放射痛("窜痛"),是"窜痛"到大腿外侧、膝或小腿"酸困",还是窜到足趾、足背,一般腰$_5$至骶$_1$椎间盘突出,放射痛经大腿后腘窝到小腿后侧方、踝部及小趾;腰$_{4\sim5}$椎间盘突出,放射痛经大腿外后侧、小腿外方,到足背及姆趾(图 11-3,图 11-4)。①由于 95% 的腰椎间盘突出症发生于腰$_{4\sim5}$及腰$_5$至骶$_1$椎间隙,故下肢到足部放射痛占 80%,疼痛可因活动姿势不当而加重。②腰肌劳损发生的腰痛,常常只限在腰骶部,最多"窜痛"只到大腿外侧、膝或小腿"酸困",不会窜到足趾;在腰部"活动开"之后,疼痛随之减轻。临床检查,椎间盘突出有腰部深压痛和叩痛(图 11-5),伸姆肌力弱,而腰肌劳损患者,没有这些现象(参阅第 9 章)。因为腰肌是保护腰椎、椎间盘的第一道防线,腰肌劳损同样需要积极防治。尽管腰椎间盘突出症以劳动强度较大的体力劳动者多见,随着社会的发展,腰椎间盘突出症发病人群的成分也在随之产生明显变化,发病年龄趋于年轻化。写字楼工作的白领(IT 从业者、公务员等)和无节制玩电脑和手机的人等,由于长时间的姿势不良、伏案坐位工作,发病率也并不低。这是因为坐位弯腰工作时,椎间盘后部纤维环不断承受强度较大的负荷,发生"积累性劳损",造成退化、脆弱,并逐渐发展到纤维环破裂所致。

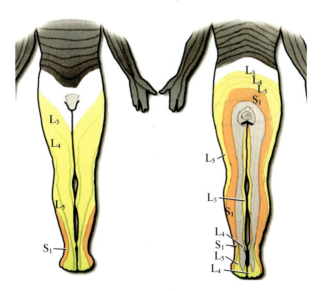

▸▸ 图 11-3 下肢腰神经分布

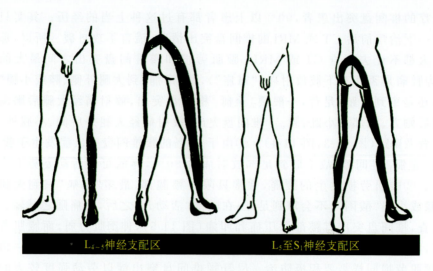

图 11-4 椎间盘突出感觉减退区

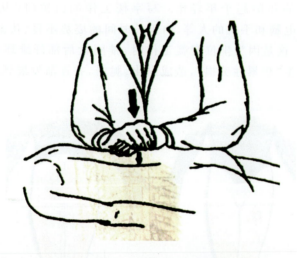

图 11-5 腰部有深压痛和叩痛

第二节 久坐为何会伤腰

中医养生"十要"中的"十伤"有"久坐伤腰;久立伤骨;久行伤筋"之说。人们可能会大感不解,不是常说"坐下来歇一会儿"吗?认为坐就是一种休息。是的,"坐一会儿"使全身各部位已经疲劳的肌肉可以得到恢复。但对于腰椎却是一个例外,因为当人们取坐位姿势时,腰椎间盘所承受的压力最大。让笔者通俗说明这一生

第11章 为什么患腰椎间盘突出

物力学现象:在坐姿时,为什么坐位腰椎间盘所承受的压力最大。正如此前相关章节所述:人在站立位时,腹部肌肉是收缩的,腹腔像一个打足了气的皮球,身体上部的重量由腹部肌肉后部的腰椎和腰部的肌肉分担;坐下时,腹部的肌肉放松,它负担的重量全部转移到了腰椎(和椎间盘)与腰部的肌肉(参阅第9章),同时腰椎整体下沉短缩,身体的重力线,也转到了腰椎的后部小关节和椎间盘的后壁和椎旁肌肉。有研究显示,如果人卧位的时候,腰椎承受的压力当作0的话,站位则是1,坐位却是8,加上腰椎间盘是个颇具流体力学特性的结构,它虽具有弹性却是非常脆弱的。此外,椎间盘在脊柱活动中还处于一个受力地位,决定了它容易受伤,长期处于坐位、弯腰姿势工作时,如缺乏体位变换,椎间盘前方受到压缩,髓核适应性地"蠕动"流向椎间盘后方,使后部纤维环受到反复持续升高的压力(图11-6,图11-7),时间长了就容易发生微小损伤性劳损——"积累性劳损",椎间盘退变就不知不觉地发生了,以至患者在打喷嚏、弯腰、搬东西或突然用力时,椎间盘纤维环会突然破裂,出现激烈的腰腿痛。同时,长时间坐位工作,使背部肌肉长时间呈牵拉状态,极其容易引起腰背肌劳损,维持腰椎姿势能力下降,则引起慢性腰痛致使腰椎稳定性被破坏,进一步加大腰椎间盘突出症的发病可能。

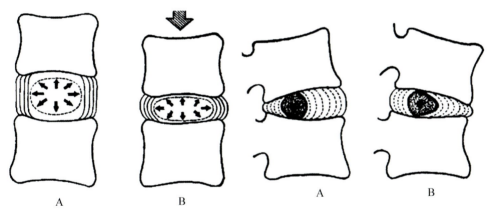

▶图11-6 髓核内压力平均分布
A. 正常时;B. 负荷时

▶图11-7 腰椎屈伸时髓核变形
A. 伸展时;B. 屈曲时

第三节 如何保护椎间盘

1. 不要一个姿势坐得太久和保持正确的坐姿 虽然坐位时,脊柱所承受的力矩很小,但是由于脊柱、肌组织和椎间盘都不能承受很长时间的负担,即使很小的负重,若时间过长也会造成脊柱和椎间盘损伤。而且成年人椎间盘的组织内没有血管分布,其新陈代谢主要靠体内液体的渗透来进行。当人体运动,特别是当腰部日常活动时,椎间盘受到一张一弛地不断挤压,椎间盘内的压力产生波动,从而加强椎间盘内外液体渗透作用,获得足够的营养和排除废物。它就像是一块泡在水中吸满水的海绵,一挤就出水,一松就吸水,受到挤压时它会和外面的体液进行充分地交换,如果没有活动、没有挤压,液体的交换就会静止。这就是久坐不动会导致椎间盘的营养不良和出现老化(即所谓"退行性病变")的原因。因此,可以看出椎间盘的脆弱性:不动不行;动多了、动重了也不行,都可引起椎间盘的弹性和强度降低,还可能进一步发生纤维环松弛和细微破裂,最终导致椎间盘突出症。所以,在办公室工作的人,应注意自我姿势调节,每坐 1 小时要站起来活动一下腰部与四肢,最好做几分钟"协和健身椅子操",既可有效地改善椎间盘的营养,也可使疲劳的肌肉得以恢复,这是"白领族"预防腰椎间盘突出症和腰肌劳损的良好的方法。可是,现在办公室里往往都配备着不利于健康的带轱辘的椅子(图 11-8),轱辘来轱辘去,连到边

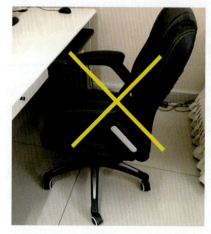

▶ 图 11-8 不利健康的带轱辘椅子

上拿个东西都懒得起身活动一下、变换一下姿势,不仅有害于椎间盘,也有害于膝关节,有害于长时间坐着屈膝压着的软骨。应换一把有利于锻炼的椅子,背后相当丁胸$_{11\sim12}$的部位要有依靠,靠垫下部向后倾斜 20°左右,坐下后能顶靠腰部,可明显减轻腰部负担(图 11-9)。有研究发现:如果腰背部约有 13cm^2 的支靠,可减轻腰部 50%的负担。

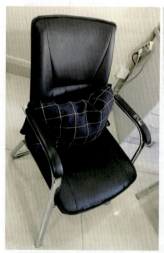 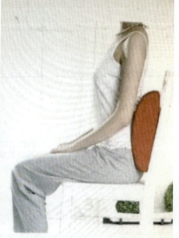

▶ 图 11-9 好椅子,坐后能顶靠腰部

第11章 为什么患腰椎间盘突出

2. 不要去搬动超过个人能力的重物 当背肌不够强健,被拉长后,这时重力就落在脊柱上,受压的脊柱,前边的应力大,后部的应力小,椎间盘被挤往后边,后边的纤维组织会被压裂,使髓核从脊椎的后方突出。此外,如果人弯腰搬动重物的姿势不当,尽管搬的物体并不十分沉重,仍由于力学的杠杆作用,也会加大重物对腰椎和椎间盘的损害。所以,当弯腰搬重物、抱小孩和做其他家务活时,应学会掌握最佳姿势,避免在抱持重物时突然扭转腰,以及在弯腰情况下强力后伸等动作,以避免损伤腰部的肌肉和腰椎间盘。很多报刊杂志都介绍过有关常识,此处不再赘述,只将相关的图、照片集中展示,可一目了然。总之,要减少在低头、弯腰的姿势下工作和劳动(图11-10,图11-11);以坐姿工作的人,应注意坐姿正确,坐姿不正确,会加重腰负担(图11-12),坐姿正确对长时间案头工作、离不开电脑者尤为重要(图11-13);减少搬抱重物时腰部受力的杠杆作用(图11-14),如搬抬重物时应当屈膝下蹲,身体向前靠,使重力分担在腿部肌肉上,减轻腰部的负担;同时,应当逐步加大用力,防止腰部突然受力(图11-15)。

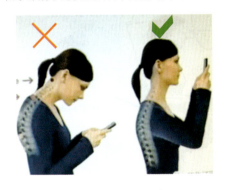

图11-10 错误与正确看手机的姿势

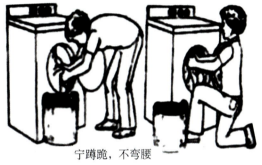

图11-11 减少弯腰劳动

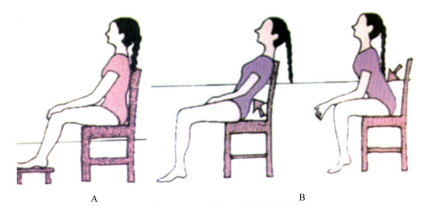

图11-12 正确与不正确坐姿
A. 坐姿要正确;B. 坐姿不正确会加重腰负担

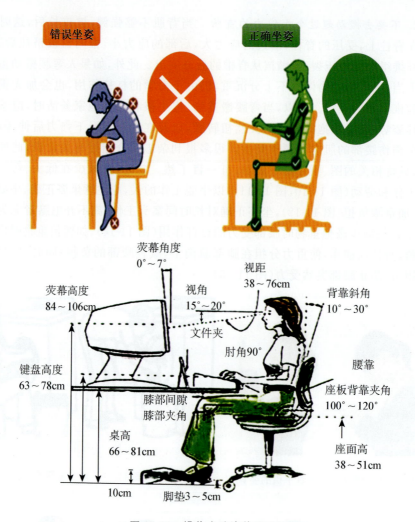

▶ 图 11-13 操作电脑姿势要正确

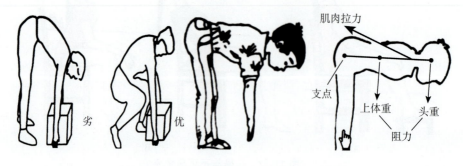

▶ 图 11-14 搬重物时,减少重力杠杆示意

第11章 为什么患腰椎间盘突出

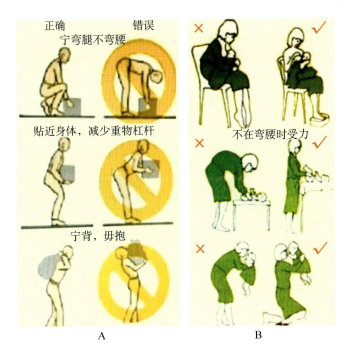

▶图 11-15　减少腰部受力姿势
A、B. 各种减少腰部受力示意

3. 加强腰背肌肉锻炼　强健的腰背肌肉对腰椎和椎间盘有保护作用。因为强健的腰部和腹部肌肉,不但可以减小椎间盘负担、减少腰椎小关节退变和骨性关节炎发生,而且可以稳定椎间盘,腹肌、腰肌锻炼(做"协和健身椅子操"和"仰卧挺腹操"),就能达到维持腰椎稳定性、锁紧保护腰椎和椎间盘的目的。

第四节　任何椎间盘突出症都能不手术治疗吗

并不像某些不良媒介(广告或报刊副刊)上写的:贴点膏药,推拿两下,任何椎间盘突出症都能非手术治愈。非手术治疗适用于初次发作,突出较轻或因为身体各种原因不宜马上手术治疗的患者。非手术治疗的方法很多,但基本方法,过去都是绝对卧床3～6周或骨盆牵引3周,局部辅以电疗、按摩、推拿、肌内注射维生素B_1、口服甲钴胺等,对一些类型的椎间盘突出症是有效的治疗方法。但现在不提倡消极"静卧",而主张在用镇痛药使腰腿痛减轻消失后,逐渐在床上锻炼背伸肌,以逐步恢复功能。必须强调指出,推拿、按摩等非手术治疗,一定要在正规医院内、由有临床经验的医师进行,而且要了解椎间盘突出的解剖形态基础和影像学表现。

髓核由像洋葱皮样的一层层纤维环包绕，前后两条纵韧带紧贴在它的外面，选择是否适于非手术治疗的病例，要根据包绕着髓核纤维环的破坏程度及突出的髓核是否穿透后纵韧带来决定。人为将椎间盘突出分成四型（图 11-16，图 11-17）：1 型，膨出，仅仅少量纤维环破裂；2 型，突出，大量纤维环破裂，突出物仍在后纵韧带之后；3 型，脱出，全部纤维环及后纵韧带均破裂，突出物已经穿透后纵韧带；4 型，突出物不仅穿透后纵韧带，甚至有小块分离掉入椎管内。

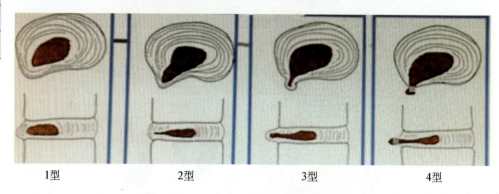

图 11-16　椎间盘突出分成四型示意

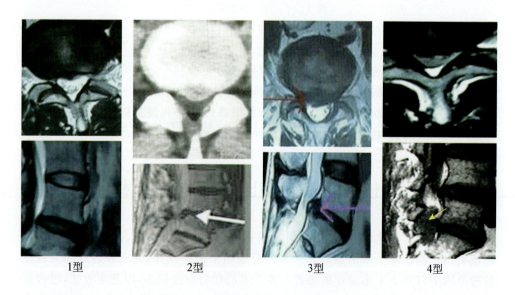

图 11-17　椎间盘突出解剖与影像学形态

1 型．膨出，少量纤维环破裂；2 型．呈"L"形突出，大量纤维环破裂；3 型．呈"T"形脱出，压神经根；4 型．脱出＋游离块进椎管；这 3、4 型全部纤维环及后纵韧带均破裂

第11章 为什么患腰椎间盘突出

在2型突出中,虽然纤维环破裂,但突出物仍在后纵韧带内,还可在后纵韧带后向上或向下延伸,在侧位MRI上呈"L"形(图11-18A);或同时向上下延伸,在侧位MRI上呈"T"形(图11-18B),这些是椎间盘突出的典型表现,常常用来区别膨出还是突出。

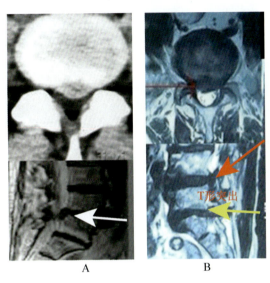

图11-18 椎间盘MRI呈现类型
A. 椎间盘"L"形突出;B. "T"形突出

1型和2型的突出物还在后纵韧带内,故还有可能回纳一部分,可以试一试推拿、按摩、牵引,若无效即应停止,较大的中央型突出,或突出物紧紧压迫神经根者(图11-19),推拿要慎用。3型和4型,全部纤维环及后纵韧带均破裂,突出物已经穿透后纵韧带,或有椎间盘碎片分离掉入椎管内,推拿、按摩和牵引治疗根本起不了作用,还可能会加重,应禁止用推拿、按摩。可能有些患者(有相当一部分腰痛是腰肌劳损引起的),在按摩后,初期腰部疼痛症状略为好转,就误为有效,这常常是合并腰肌劳损的疼痛部分好转,而下肢麻木无力一般毫无改变,所以单纯腰痛略有好转,不能作为非手术治疗有效的指标,因为腰部疼痛会很快复发,若重做CT或MRI检查,可见凸出的椎间盘并无任何改变。症状反复发作,直至排便和排尿困难或走不动路时,才来医院要求手术治疗。手术时发现已经有神经根粘连、黄韧带肥厚,造成手术困难和影响治疗效果。所以,对于神经症状明显、有反复发作的历史、非手术治疗一段时间无效者,或有马尾神经受压症状者(排便排尿困难)的患者,宜立即手术。否则,会给患者带来不可弥补的损失。

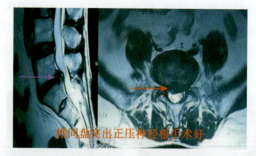

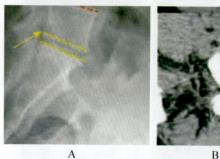

▶ 图 11-19　不建议做按摩的椎间盘突出
A. 突出物紧紧压迫神经根；B. 较大的中央型突出

第五节　治疗椎间盘突出是开放手术好还是微创手术好

如今，很多人仍然被腰椎间盘突出治疗问题所折磨，不晓得该如何处置，有些人说必须手术，还有些人说手术后会复发，不要手术，种种的说法，让人无所适从，不晓得该如何选择。目前，还没有任何一种单一的治疗方法可以治愈所有不同病程的椎间盘突出。因此，椎间盘突出症的治疗应根据椎间盘的突出情况，选择适合、有针对性的治疗措施，使椎间盘突出症得到科学的治疗。

有学者提出阶梯治疗的原则：介入治疗（臭氧、冷凝汽化、激光）；微创治疗（内镜手术，MED 手术，小切口手术，微创融合手术）及开放手术。任何手术都有一定的适应证，没有"权威方法"之说。患者应该请有实践经验的医师，根据你的病情、年龄、职业特点选择最合适的方法。下面提供一些可供参考常识。

理论上，椎间盘镜和内镜是治疗椎间盘突出症比较好的方法，绝大部分患者可以达到立竿见影的效果。对于单纯和较大的椎间盘，椎间盘镜和内镜均可以较好地摘除突出的椎间盘减压（图 11-20），缓解坐骨神经痛（注意：只是摘除突出的大部

第11章 为什么患腰椎间盘突出

分髓核,缓解症状而不是根治)。但有的椎间盘突出后,非手术治疗时间太久,周围隆起的骨性结构或纤维瘢痕粘连明显,则应慎用椎间盘镜和内镜,要同时做好不能摘除椎间盘时,改行开放手术的准备。另外,合并比较明显的椎管狭窄和脊柱滑脱者,不能用这些治疗方法。所以,非手术、介入、微创的方法都有一定的局限性。

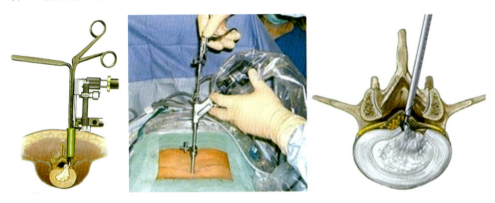

▶▶图 11-20　微创手术摘除椎间盘减压

有学者提出使用开放手术,椎间盘融合治疗一步到位的方法。是的,此法对大多数患者可以达到很好的效果,特别对于老年人,一步到位的方法好。但对于年轻患者,一个节段融合后,除了带来手术部位本身的创伤外,日后相邻节段还可能加速退变,这是必须要考虑的问题。由此又产生脊柱动力固定的方法,也称非融合固定的方法。是整个治疗进程中一个方法的分支,尽量延缓施行脊柱融合的时间,这是阶梯治疗的概念。

那么,是不是椎间盘就没有一种很好的、很有效的治疗方法呢?"也是,也不是";更确切地应该说:选用上述任何一个方法治疗后,90%以上的治疗效果都是好的。①年轻患者选择微创治疗,应尽量避免施行脊柱早期融合,保留完好的脊柱运动功能,减少远期合并症。②老年人选择一步到位的方法,避免再次手术的痛苦,因为他们出现远期合并症的机会相对不多,对老年人生活和工作的影响不大。③腰椎椎间盘突出症手术治疗后,90%以上的患者可以得到长期治愈;其余10%左右的患者,配合术后腰肌功能康复锻炼,疼痛可以达到不影响生活的程度,快乐的生活是能够达到的。患者及其家属对疾病的治疗有了比较全面、科学的认识,对治疗结果的满意度同样会起到一定作用。

此外,还有一些不够成熟和同行公认的人工椎间盘及髓核手术,不在此介绍。

髋部疼痛

引起髋部疼痛或髋关节周围疼痛的病因很多,各个年龄段有其不同原因:如小孩常见的一过性滑膜炎,偶见早期结核、股骨头坏死;近年,在骨科门诊中青年患髋部疼痛的似越来越多,这主要是由于不良的生活方式与工作姿势,造成腰肌劳损的人群大增,本病会引起臀上皮神经痛,而此神经在臀部大粗隆上方偏内处进入臀中肌,常常在髋部发生疼痛,或大腿根内侧痛,易被误诊为股骨头坏死(参阅第9章第四节)。有一部分中青年人的确会患股骨头坏死,这些人常有其他病变(如红斑狼疮等),有较长时间服用激素的历史;酗酒;强直性脊柱炎早期阶段,也有一部分患者有髋部疼痛;还有一部分髋关节发育不良的患者,因股骨头包容不好,长期和髋臼不正常磨损,到了中青年,关节软骨磨损得差不多了,症状即表现出来;而威胁老年人最多的髋关节病痛,主要是股骨颈骨折。来骨科门诊寻求防治上述各种病痛的患者络绎不绝,如何防治这些常见病,是我们面临的严峻问题。

第一节　髋关节滑膜炎

髋关节滑膜炎,是造成3~10岁儿童急性髋关节疼痛的最常见原因,发病高峰在3~6岁,以男孩多见,大多数患儿发病突然,家长常常因小孩跛行和髋痛带孩子来就诊。本病病因尚不明确,可能与病毒感染、创伤(体现在右侧患病多于左侧,因人群中"右利"(常多使用右侧肢体)者较多;由于平常右髋使用多,受创伤机会多)以及变态反应有关。询问病史,患儿常在几天前有过感冒的病史。诊断不复杂:小孩跛行和髋痛的病史和X线片可见关节囊肿胀(可见关节囊外X线透亮带呈向外弧形膨起(图12-1A黄箭头示),而对侧X线透亮带较平(图12-1A白箭头示),关节间隙增宽,MRI显示患侧关节腔内积液较对侧的多(图12-1B黄箭头示)即可诊断。本病治疗方法简单,口服扶他林片(按年龄要求给药几天),避免下肢负重和适当休息是基本的治疗方法。髋关节滑膜炎的病程较短,通常 3~14 天症状消失,髋关节可恢复正常活动。有文献报道,髋关节滑膜炎可能和儿童股骨头坏死有关,重要的是及时发现早期治愈;本病还需与髋关节滑膜结核相鉴别,后者虽已少见,但在边远、不发达地区,仍时有所见。所以,当髋痛迁延反复、小儿有低热消瘦时,家族成员中有结核史者,要除外结核病的可能,在治疗设计时,应注意开始只用抗风湿镇痛药 1~2 周(即使是结核,短时间未抗结核治疗,也影响不大),如不见好,要做有关结核检查(或首诊时即检查),千万不要一开始就联合用抗生素和抗风湿镇痛药,否则,症状控制后,不确定是哪种药起的作用,这会为后续治疗用药带来困难,因为抗结核药,需要长达几个月的治疗。

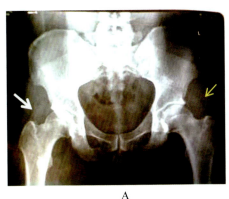
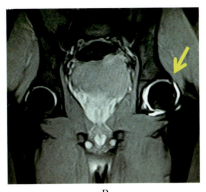

▶ 图 12-1 髋关节滑膜炎的影像检查所见

A. X 线片可见左关节囊肿胀(黄箭头指的"黑线影"膨隆,右侧则平直);B. MRI 显示左关节腔内积液(黄箭头指的白色液体征),右侧关节腔内为正常少量关节液

第二节 股骨头无菌性坏死

小孩也患有股骨头坏死?是的,小孩髋痛、跛行应想到有此问题。儿童股骨头坏死,又称股骨头骨骺软骨炎、股骨头无菌性坏死或扁平髋。是儿童常见原因不明的软骨病,多发生于 2~12 岁儿童。本病的病因有许多学说,目前还没搞清楚。从坏死开始,以后会逐渐出现退行性变,最终出现股骨头坏死(图 12-2A、B)。

临床表现:起病缓慢,病程较长,有间歇性跛行与膝、髋关节疼痛,疼痛常向大腿内侧和膝部放射,活动时加重,休息后缓解。部分病例早期症状轻微或无症状,以致常常延误诊断;也有部分病例在外伤后急性发作,疼痛跛行明显。早期诊断方法很多,关键是家长和医师心里要有这根弦,想到有这个病的可能。在做关节疼痛

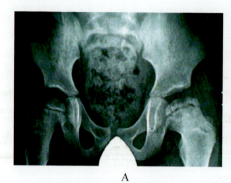
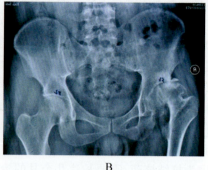

▶ 图 12-2　股骨头无菌性坏死 X 线片检查
A. 右股骨头坏死早期征象；B. 晚期右髋骨关节炎

检查时，用手按压髋关节周围时有压痛点。让小儿平卧位，将患肢往上抬，还不到 45°，小孩就会喊痛。做"4"字试验(图 12-3)：将患肢屈膝搭于健侧大腿上，膝盖往下压，按压时髋关节有疼痛感为(+)。晚期疼痛症状虽逐渐缓解、消失，但关节活动大多会残留不同程度的外展和内旋活动受限，有时出现髋部屈曲或内收肌挛缩，下肢常有肌萎缩、缩短等畸形。有可疑的病例应早期行 X 线片检查，常规摄骨盆正位及蛙式位片即可查出。各型坏死表现：①早期，病变为髋关节四周的软组织，关节囊阴影胀大，关节间隙增宽，是由于软组织增厚引起，邻近骺板下方的干骺部因充血而脱钙。②缺血性坏死期，出现股骨头骨化中心密度增厚，内有多个囊性变，股骨头轮廓变化不大，或轻度变扁。③再生修复期，股骨头骨化，进一步变扁，有碎裂或透亮区。④愈合期，股骨头外形很少能完全恢复正常(除非能较早期发现的病例)，大多呈扁平，有半脱位，股骨颈短而宽，即扁平髋畸形，并较早在成年即可出现退行性关节炎。因此，本症早期诊断早期治疗十分重要。

治疗：目前，治疗小孩股骨头坏死，还没有找到特效的药物和手术办法，许多非手术治疗方式都在摸索中。多数可能让患者选用蛙式支具或挂拐，减少负重(图 12-4)。手术治疗，过去曾因经观察到一些将小孩早期股骨头坏死病例误以为是髋关滑膜结核而切除滑膜后，坏死股骨头有修复现象，有一段时间在国内推行过滑膜切除法，通过进行滑膜切除，钻孔减压，试图改善股骨头坏死。笔者也做过一些，但大多效果并不理想，反而产生关节僵硬。也有不少人做过带血管蒂的髂骨移植术。也有用钻孔加冲击波治疗的，这些都还需进行长期随诊观察，已造成的股骨头坏死，就要进行旋转截骨术或髋臼加盖术，改善髋关节的稳定性和临床症状。

第 12 章 髋部疼痛

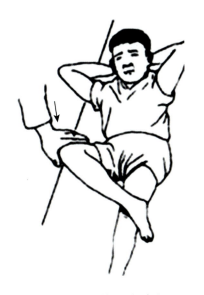

▶ 图 12-3 做"4"字试验

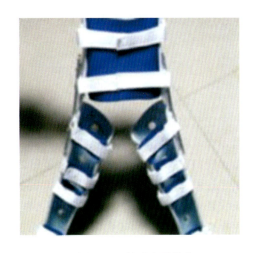

▶ 图 12-4 蛙式支具治疗

第三节 强直性脊柱炎的髋痛

强直性脊柱炎常常在膝关节先出现疼痛,然后往上到髋关节和骶髂部、腰部受累疼痛的现象。检查可见关节较僵硬,检验红细胞沉降率(血沉)快,HLA-B27(人体白细胞抗原)(+)。早期阶段治疗,可在用活血散瘀、祛风、散寒的中药和西药治疗的基础上,加强髋关节功能锻炼的康复治疗,以避免关节僵硬,功能障碍,患者不能以疼痛是否消失或减轻来衡量疗效,而应该以髋关节的活动范围是否改善和保持在正常活动范围为主要评价指标。随着病程进展,应根据不同病期,需要采用一些外科手段治疗强直性脊柱炎受累的髋关节。

1. 病变早期

(1) 滑膜切除术:适用于髋关节病变早期、关节疼痛剧烈者。由于强直性脊柱炎髋关节病变早期主要病变为滑膜炎症,滑膜炎可释放炎性介质,造成髋关节肿胀、疼痛;释放多种溶酶造成关节破坏;关节内压升高;使髋关节因疼痛长期固定于屈曲位,最终出现屈曲畸形。因此,切除滑膜可缓解症状、延缓病情、改善关节功能及预防关节畸形。手术时切除髋关节滑膜组织及部分关节囊。

(2) 放射治疗:适应证,与滑膜切除术相同。该切除术可获得较好的疗效,具体方法为 5 毫居里(mci)放射性核素全注入关节内。

2. 髋关节病变晚期 已出现畸形强直时,应行矫形手术。

(1) 髋关节截骨术:适用于年轻患者,对侧髋关节或双侧膝关节功能尚好,可行转子下楔形截骨术;但随着人工关节的进步,截骨术已不多用。

(2) 其他:全髋人工关节置换术。

第四节　髋臼发育不良

正常的髋关节,呈碗状的髋臼对球形的股骨头覆盖包容良好,髋臼和股骨头之间还有软骨和关节囊起到稳定的作用。髋关节发育不良是一种先天性发育畸形,是指髋臼发育缺陷造成股骨头和髋臼之间关系异常,其包容性差,股骨头外上缘滑出超过髋臼外缘(图 12-5)或股骨头脱位、半脱位,家长应注意小儿臀髋部两侧皮肤皱纹是否对称、下肢是否等长和有无鸭步步态等,如有,则应到儿童医院骨科去照片检查和测量,常用帕金(Perkings)方格测量法(图 12-6),一旦发现有髋臼发育不全现象,应根据病情采取不同治疗法,如较早期较轻病例,可采用蛙式支具治疗(参阅本章第二节　图 12-7),晚期或较严重的病例需行骨盆移位截骨、髋臼加盖和髋内翻截骨等手术(图 12-7)(这里只作常规介绍)。儿童期未能及时发现并矫治者,到中老年期,髋臼发育不良所致股骨头脱位、半脱位可引起髋关节不稳和软骨磨损的症状。初期表现为髋部的酸胀不适,久站或长时间行走后加重,休息后一般会稍有好转。多数患者会以为是劳累而未加以重视。但由于长期不合榫的髋臼与股骨头磨损,可很早形成关节炎。特别在髋关节的外侧间隙处 X 线检查可见关节间隙变窄,软骨下骨硬化和骨质增生等特异性表现,早期病例,坚持每天做外展撇腿的臀中肌操,可延缓关节退变,有人做截骨矫形术。晚期骨性关节炎疼痛明显者,需行人工关节置换术(图 12-8)。

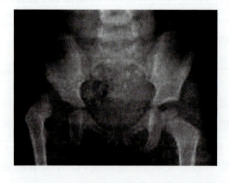

▶ 图 12-5　右侧髋臼发育不良股骨头脱位

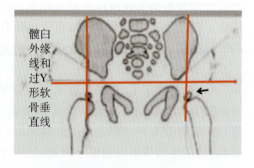

▶ 图 12-6　帕金方法测量示左股骨头不在方格内为半脱位(箭头)

第12章 髋部疼痛

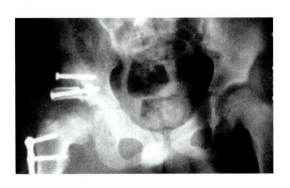

▶ 图 12-7 髋臼加盖和髋内翻截骨术

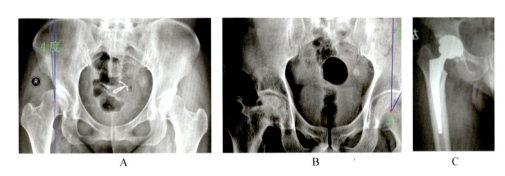

▶ 图 12-8 成年人期右髋发育不良,发展至骨性关节炎,行全髋置换术
A. 右股骨头半脱位;B. 晚期右髋骨性关节炎;C. 全髋置换术后

第五节 股骨颈骨折的预防和治疗

威胁老年人最多的髋部病痛主要是股骨颈骨折。因为老年人的骨质疏松,股骨颈血供较差,加之老年人消化吸收功能减退而常有人患低蛋白血症,致使股骨颈脆弱容易骨折,有时只是轻微的跌倒或身子一歪即可发生骨折,多数是出去溜弯儿时,由于路滑、路面不平及在上下台阶,在身体失衡下肢扭转、内翻或外翻,在还没有倒地时就把股骨颈折断了。在此建议,腿脚不利落的老年人,少到外面活动,可在家中做适合自己需要的体操,"协和健身椅子操"就是均匀锻炼全身肌肉的好方法。

1. 股骨颈骨折的诊断与治疗 诊断治疗中应注意的重要问题:股骨颈骨折后,有髋部疼痛和不能站立、行走的临床症状,很容易诊断。需要警惕的是有一些老年人摔跤后髋部疼痛,已经有骨折了,但老年人还能走路甚至骑自行车,常被漏诊。这种股骨颈骨折称外展嵌入型骨折,在骨折瞬间,那么巧,骨折断端又自己相互嵌插了(图12-9),这种骨折如稳定,不需手术,卧床外展患肢,患肢置于软枕上,穿防髋旋转的鞋,可自制,在鞋底后跟处钉一小木片,外侧长一些,系上带子就行了(图12-10),6周左右就能愈合。如果漏诊,老年人还在继续走路,可能导致嵌入骨折再分开而造成完全"错位"。另外,千万不要去按摩、推拿,把嵌好的骨块掰开了,那就需要手术。如能在检查时做一简单的叩击足心的"轴心叩痛法",即可避免漏诊(图12-11)。对于股内收型骨折和一些病例虽然是外展嵌入型,但是头下型骨折、日后容易发生股骨头坏死,应尽早行人工股骨头手术。股骨颈骨折手术,越早做(骨折1~2天)越好,趁患者还没有"卧床躺虚了"就手术,越早做并发症会越少(图12-12)

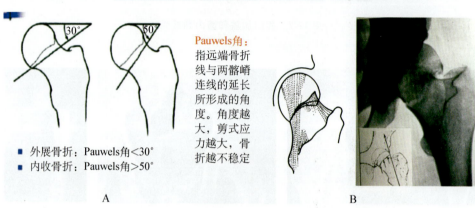

▶ 图12-9 外展骨折图像
A. 股骨颈骨折测量方法,左为外展型,右为内收型;B. 骨折端嵌入情况

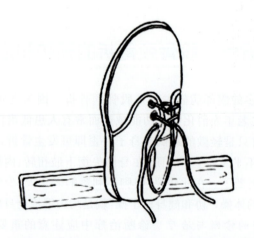

▶ 图12-10 防髋关节旋转的"丁"字鞋,如将鞋带子缝在鞋后跟的鞋帮上,穿上后,鞋带系在踝前方更好,鞋不易滑脱

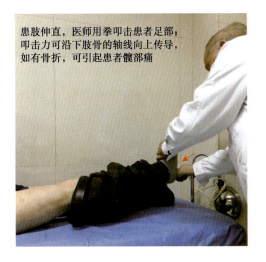

▶ 图 12-11　股骨颈骨折"轴心叩痛法"

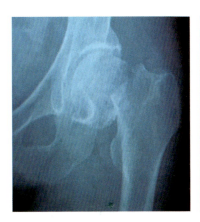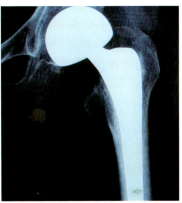

▶ 图 12-12　左股骨颈内收骨折(内收型),人工股骨头术后

2. 老人防跌,要"内修、外防",关键在自己　引起老年人发生摔跤的原因,大致可分内外因两种,要采取针对性的"内修、外防"措施。

(1)内修:就是要采取合适措施,防治骨质疏松;现在大家对补钙比较重视了,但如何让摄入的钙去增强骨质,却知之甚少(本书第 7 章)为什么一直用着钙,骨质疏松照样发展的问题时,曾指出,吃钙不锻炼等于白吃,钙主要只沉淀在锻炼的骨头上(分布在有较大应力作用之处);容易忽视的另一情况是老年人因消化吸收功能减退,因而常有人有低蛋白血症,加重骨的脆性,所以除了药疗外,还需要进行锻炼、食疗。

(2)外防：是指加强稳定髋关节的肌群，人体最大、最结实的髋关节和骨头在髋部这里，有人统计50%的骨骼和50%的肌肉都在髋和两条腿上；坚实的骨骼、强壮的肌肉、灵活的髋关节形成人体的"铁三角"，承受人体最主要的重量和活动；所以，外防要注意髋关节的保养。外防另一个重要方面是就是防外伤、防摔跤，这就要正视自身老化的特点，各种活动不能像年轻时那么默契了，所以要调整日常生活和活动，量力而行，避免意外损伤。股骨颈骨折大多发生在外出活动时，上下楼梯和爬山下坡时。

在肌肉锻炼中，臀中肌的锻炼在防止老年股骨颈骨折尤为重要。美国科学家认为，从走路便可判断人的健康水平。如果70~79岁的老年人，一次不停顿地可正常步行约500m，其健康情况至少还能活6年以上。可是，看看现在有不少老年人还不到这年纪，走路时左摇右晃，如同"鸭步"。为什么？臀中肌严重萎缩了。髋关节的稳定性靠三组肌肉，前方的腰大肌和后部臀大肌，都很强大，中老年后虽然萎缩退化一些，但坚强度不受影响，唯独那个如同弹簧一样地拉紧髋关节外侧、防止股骨头从髋臼向外滑出的、较薄的臀中肌萎缩后，维持髋关节外展和防止股骨头向外滑脱的能力下降，髋关节的稳定性受到明显影响，这时人体在走路时就不自主地左右摇晃骨盆—髋臼，使髋臼能紧紧扣住向外滑的股骨头，以增加髋关节的稳定性，所以许多老年人走路形同"鸭步"。这样容易在身体稍稍一歪就可引起平衡失调而摔倒；或者还未摔倒，在身体侧歪时，人体重力集中在不稳定的髋关节上，容易把已经骨质疏松症的股骨颈折断了。许多人还不了解股骨颈骨折不是摔断的，而是折断的（图12-13）。所以臀中肌是一块防止老态骨折特别重要的肌肉（图12-14）。过去对它的锻炼重视不够，而平时一般运动又很不容易锻炼到它，需做特殊"外展撇腿"动作；可扶着椅背或小树进行外撇腿运动（图12-15）。在外展撇腿动作时，拮抗肌会沿着股骨干向股骨颈传送压缩应力，可加强股骨颈的硬度和局部钙沉着，有助于防止股骨颈骨质疏松。"协和健身椅子操"中也包含锻炼臀中肌的成分（图12-16），做向外撇髋时用点力就行了。

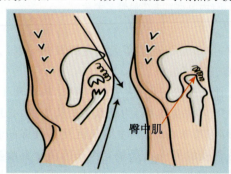 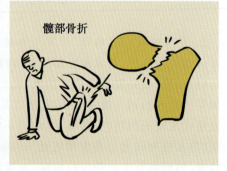

▶ 图12-13　臀中肌力弱易摔跤内翻骨折

第 12 章 髋部疼痛

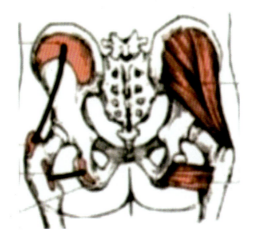

▶▶ 图 12-14　臀中肌稳定髋关节

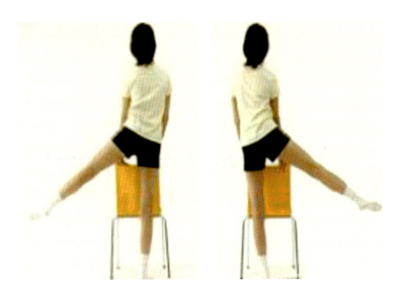

▶▶ 图 12-15　外展撇腿运动

臀中肌体操做法：站稳，手扶门框或小树，两下肢慢慢交替而向外撇开腿外展髋。两个动作的中间要停下休息 5～6 秒。每天至少两次，每次 20～30 分钟。这样做有两个好处：①臀中肌锻炼恢复健壮后，可增加髋关节的稳定性，减少摔跤危险；②是髋关节外展时臀中肌收缩，可在股骨颈处产生压应力，增加股骨颈的坚强度。BZY 电刺激仪可选择性地加强臀中肌，此处也有辅助治疗腰肌劳损作用（图 12-17）。

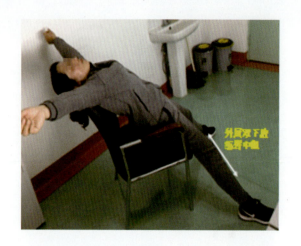

图 12-16 "协和健身椅子操"锻炼臀中肌

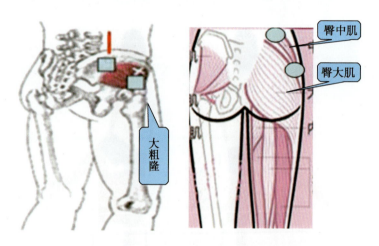

图 12-17 电刺激时,电极板放置在臀中肌肌腹上的定位方法

第六节 髋和大腿外侧疼痛

髋和大腿外侧痛常见于腰肌劳损患者,所以要同时查一查有没有腰髋部腰肌劳损的压痛点(参阅第9章第三节),一些爱跑步的人,常常出现髋和大腿外侧疼痛,国外诊断为髂胫束(摩擦)综合征(iliotibial band friction syndrome),俗称跑步膝(图 12-18),是由于髂胫束与股骨过多摩擦出现的以膝关节外侧疼痛为特征的综合征。髂胫束自嵴前部的外侧缘,后缘于臀大肌肌腱相延续。可以看作是阔筋膜

张肌腱膜向下延伸，髂胫束下端附着于胫骨外侧髁的结节、腓骨头和膝关节囊（图12-19）。髂胫束柔韧性不够以及髋外展肌群力量不足，加上不正确的运动方式就可能受伤，常见于喜欢长跑者和自行车运动员。当臀中肌稳定髋关节的肌肉力量不足，稳定骨盆的任务就需要膝关节和股骨外侧的肌群来承担，长此以往，就会出现累积性劳损，出现髋和大腿外侧膝关节麻胀酸痛。

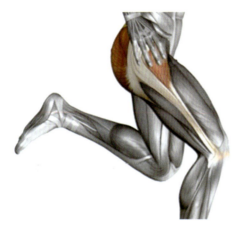
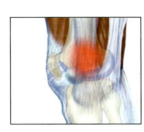
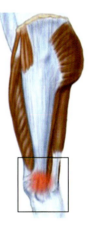

▶ 图 12-18 "跑步膝"　　　▶ 图 12-19 髂胫束解剖位置及压痛点（红点）

诊断：相关病史加上检查时在股骨外上髁部压迫髂胫束有明显的压痛，再让患者伸屈膝关节时，可诱发该部疼痛，可出现摩擦感。膝关节一般无积液体征。MRI可以发现压痛局部有高信号。

治疗：①适当休息，限制动膝关节活动，如跑步。②口服扶他林，25mg，每日3次饭前服，股骨外上髁部压痛点贴敷麝香壮骨膏。③髋外展肌肉和髂胫束的功能锻炼，站立位外展撇髋，拉伸练习髋关节外展肌（参本章图12-15）。

膝关节疼痛的原因

现在到骨科门诊看膝关节疼痛的患者很多,在中医诊断为"痹症"(风湿),要么就说肾虚、缺钙;到西医那里往往简单说是骨性关节炎、长骨刺啦。其实,膝关节疼痛的原因很多,要根据患者的年龄、性别、膝关节疼痛的部位、疼痛性质和其从事工作的性质等方面仔细分析。

年龄:①10岁以前的小孩,所谓"生长痛"的患儿,实际上常常是髌骨软化症的髌股关节外侧不正当的挤压磨损引起的疼痛。②10岁以上的孩子,小学生喜欢踢球、跑步的,膝关节下面肿、痛,可能是胫骨结节骨骺软骨炎;儿童持续性膝关节痛,要想到并不罕见的膝关节成骨肉瘤。③青年人比较喜欢激烈运动的,容易半月板损伤。④中老年人要更多想到骨性关节炎。

从部位看,膝关节疼痛的某些部位,常常是某些特定疾病好发部位:①前膝部疼痛;并有下楼时加重,最多见是髌骨软化症,尤其女性,小儿常常有夜哭现象。②"O"形腿人常常主诉膝关节内侧痛;也常见所谓的"鹅足炎";"X"形腿则在膝关节外侧痛,或者是髂胫束(摩擦)综合征。③腘窝部胀痛,可能是腘窝囊肿。膝关节滑膜炎主要可由膝多种疾病引起关节内损伤、骨关节炎感染和滑膜结核等造成的病理变化,引起膝关节积液,所以它只是许多病的一个症状和体征,不是独立的病,治疗时应找准原发病。

第一节 对膝关节疼痛诊断问题的讨论

膝关节痛诊断还存在一些争议问题,这些问题不只是学术上的不同看法,还涉及治疗方法的选择。过去不少从国外引入的诊断,如"生长痛""滑膜皱襞综合征""剥落性骨软骨炎"等,笔者从开始的相信,慢慢产生怀疑:①肩关节和踝关节也在生长,为什么不痛呢?②在给所谓"生长痛"的患儿照膝关节轴位X线片检

第13章 膝关节疼痛的原因

查,差不多都有髌骨向外半脱位的倾向,笔者按照髌骨软化症处理后病情好转。可能的解析是小孩白天活动多了,髌骨软骨受到磨损刺激,小孩夜里睡觉翻身,膝关节屈膝到30°左右位置,膝关节向外滑脱最明显时,髌骨关节的软骨面和膝外髁产生摩擦,引起疼痛,小孩子就哭了;位置一变换,不摩擦时不再疼痛,就不哭了。所以,笔者考虑将小孩那种夜哭称为"生长痛"还有待商榷。在"剥落性骨软骨炎"病例中;笔者确实在患者关节腔内找到小软骨片,有些还可在髌骨或股骨髁上找到软骨片剥落的痕迹,这些患者都有髌骨软化症,小软骨片可能是由于髌股关节不合榫,在活动中不正常的磨损和撞击而脱落的,似乎不应单独做一个诊断。关于目前仍在应用的"滑膜皱襞综合征"的诊断,已有很多人提出疑问,关节镜和手术时确实可以看到有肿胀的滑膜,但大部分都在内侧关节间隙,如果膝关节痛是由于"卡压滑膜皱襞",疼痛症状应以内侧为主,然而症状多为膝外侧痛,这是髌骨软化症最常见的症状(但也是外侧关节间隙受到不正常应力所致,而不是在那里滑膜卡压),当柔软的滑膜发炎肿胀时,当然会滑向空隙大的部位,而髌骨软化症时髌骨向外侧倾,恰在内侧形成较大的关节间隙,让肿胀的滑膜正好"挤进去"(图 13-1)。这是值得同道们思考的临床现象,笔者治疗过 10 多例做过滑膜皱襞切除病例,术后仍然残留膝关节痛,严格按髌骨软化症治疗后才逐渐好转。

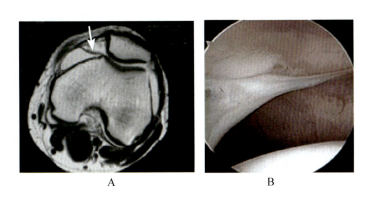

▶ 图 13-1 髌骨软化症患者的 MRI 和关节镜下所见
A. 髌骨向外侧倾,内侧的关节间隙较大;B. 大部分滑膜都在内侧关节间隙

第二节　鹅足炎引起膝关节内侧疼痛

在大腿上的缝匠肌、股薄肌、半腱肌、半膜肌的肌腱,它们附着在小腿胫骨的前

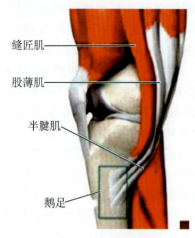

图 13-2 鹅足的附着点

内侧,有些像鹅足,因而得名(图 13-2)。由于膝关节活动范围大,组成"鹅足"的各肌肉活动范围也大,活动过度,肌腱间互相摩擦易产生损伤,并在共同止点处形成强大的应力集中点,在肌腱深方有滑囊,在直接打击或屈伸扭转或膝部反复摩擦劳损等因素作用下,易引起应力性损伤和滑囊受到挤压而发生无菌性炎症;加之各肌神经支配不一,也可能在复杂的运动瞬间,协调失控而致伤。鹅足肌腱对于膝关节缓冲地面的冲击力有着非常重要的作用,如果身体过重,就会导致鹅足肌腱损伤,从而引发鹅足肌腱炎。

临床表现:主要为膝关节内侧疼痛,夜间常加重,活动多时疼痛加重,休息后减轻,膝关节活动受限,有不同程度的跛行,下上楼梯时尤为明显。检查于紧邻膝盖内侧下方的胫骨止点有明显压痛点(图 13-3)。局部可稍有肿胀。

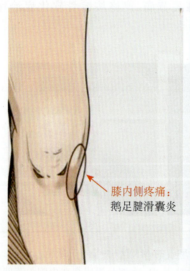
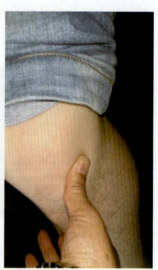

图 13-3 鹅足炎时压痛点

治疗:休息和热敷可以缓解疼痛。口服扶他林,25mg,每日 3 次饭前服,外敷麝香壮骨膏。适当限制活动的强度。

第13章 膝关节疼痛的原因

第三节 半月板损伤

青年人大多喜欢激烈运动,半月板容易受到损伤,膝关节的各种运动使半月板不断承受着传导载荷的垂直压力和向周缘移位的水平拉力以及旋转时的剪式应力。半月板损伤容易在膝关节处于半屈曲位,又突然内(或外)旋时发生,此时半月板即被挤住而不能动,若再突然将膝伸直或进一步旋转,半月板所承受的拉力,超过其本身的耐力时,即会发生撕裂。

诊断:外伤史,局限性疼痛、关节肿胀、弹响和交锁、在膝关节间隙或半月板部位有明确的压痛。特殊的麦氏试验阳性(+),即可诊断。这里要特别提醒的是:膝关节痛伴有"交锁"(即膝关节在活动中,突然"卡"住),虽然最常见是在半月板有撕裂患者;但髌骨软化症患者和少见为关节内游离体("关节鼠")也可引起。许多髌骨软化症患者,在活动中当髌骨滑向外顶在外侧股骨髁顶时,可产生"卡住"感觉,类似半月板损伤的"交锁",要仔细检查分析。笔者介绍一个简易而且还算可靠的检查方法,可粗略检测年轻患者有没有半月板损伤,患者屈膝90°,从髌骨下极开始,向两侧压膝关节间隙(膝关节间隙线与胫骨干垂直方向压膝关节间隙(图13-4),在半月板损伤部位可能有较明显压痛,但注意中老年人有膝关节骨性关节炎处,关节间隙也有压痛。MRI是迄今为止诊断半月板损伤使用率很高的影像学检查手段,认为准确率较高,但实际上受读片人经验影响,而且MRI的过度敏感,常出现假阳性,要仔细做临床检查印证,半月板撕裂的MRI表现为低信号的有线状或复杂形状的高信号带贯穿半月板的表面(图13-5)。高分辨率CT等对膝关节内紊乱的诊断也有一定帮助。关节镜检查是最理想的半月板损伤的诊断与外科处理手段(图13-6)。在临床得出半月板撕裂的初步诊断之后,关节镜检查为证实诊断并同时进行关节镜手术处理,显示其优越性。

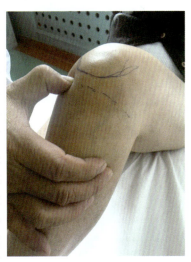

▷ 图13-4 屈膝90°从髌骨下极,沿与胫骨垂直方向向两侧挤压膝关节间隙,检查有无痛点

治疗:鉴于半月板在膝关节中的重要功能和临床常常看到年轻时切除后,对关节退变明显提前出现,对半月板损伤的处理原则,无移位或不完全撕裂,在损伤初期适当处理是能够愈合的;通过MRI或应用关节镜观察到血管区内小的、

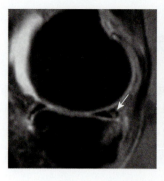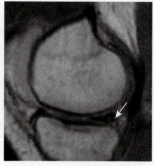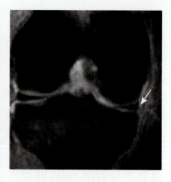

图 13-5　MRI 见有线状或复杂形状的高信号带贯穿半月板的表面（箭头处）

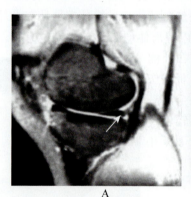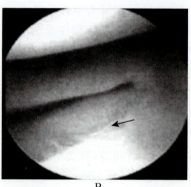

A　　　　　　　　　　　B

图 13-6　半月板损伤的影像和关节镜检
A. MRI 所见；B. 关节镜下所见（箭头处）

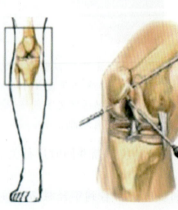

图 13-7　关节镜下半月板全切除术

稳定的急性撕裂，石膏固定 3～6 周后，大多数在这个固定期内能够愈合。原则上应该是尽可能地保留正常、稳定的半月板组织。因此，针对半月板损伤的类型，采用个体化的手术方案，包括半月板缝合、半月板部分切除、半月板次全切除和半月板全切除（图 13-7）。此外，近年来，半月板移植术也已经在临床开展并取得了短期随访的成功。

第13章 膝关节疼痛的原因

第四节 腘窝囊肿

腘窝囊肿是一种良性的疾病,也叫作贝克囊肿(图13-8),常表现为膝后方腘窝处凸起,有些与膝关节通联(图13-9),囊内是果冻样的黏稠液体。能慢慢发展变大,主要引起发胀不适,当膝部完全伸直或运动时,伴有绷紧感,疼痛加重。如有膝关节明显疼痛,一般与囊肿没有很大关系。青中年人常由于髌骨软化症或膝周肌肉韧带问题,老年人膝关节疼痛多半是老化合并骨性关节炎引起,当合并有膝关节滑膜炎时,常把肿胀的腘窝脂肪垫当囊肿手术。做B超或磁共振检查证实是不是腘窝囊肿。尚无药物可治,在没有不断增大的情况可以不处理,囊肿较大者可以手术切除。

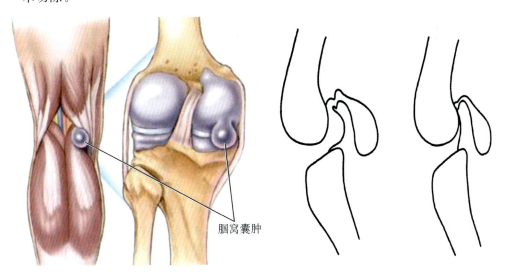

▶图13-8 腘窝囊肿   ▶图13-9 腘窝囊肿与关节腔关系

第五节 胫骨结节骨软骨炎

儿童的胫骨近端骨骺为软骨,前缘呈舌状下延,至11岁左右,出现胫骨骨凸的骨化中心,大约到16岁时,胫骨近端骨骺与胫骨骨凸骨化中心联合成为胫骨结节。在融合前,剧烈运动或外伤时,髌韧带过度牵拉骨凸,可引起部分撕脱,从而影响血液循环造成骨骺缺血,髌韧带及其附近的软组织可出现异位骨化,并有新生小骨出现,位于胫骨结节前上方,使胫骨结节增大,明显向前突出。胫骨近端骨骺可早期融合,在骨骺成熟期后,造成高位髌骨和膝反屈的并发症。以男性青少年喜欢体育活动者(如踢球)多见。外伤史常不明显。

检查:局部疼痛及胫骨结节部肿大、压痛点在髌腱附着点处。X线片可见局部软组织肿胀、胫骨结节骨骺不规则增大(图13-10),密度不匀,有节裂或边缘光滑的游离骨块(图13-11)。

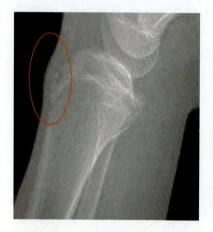
▶ 图13-10 早期胫骨结节骨软骨炎

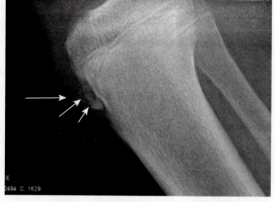
▶ 图13-11 晚期胫骨结节骨软骨炎

诊断:结合临床症状体征,本病诊断不难,但常需与健侧对照观察。有时需与胫骨结节撕脱性骨折相鉴别。与撕脱骨片不同之处是与骨块相对应的干骺端骨缺损处较大,且边缘较光滑。另外,游离骨块的边缘也较骨折片光滑。

治疗:以减少运动量为主,本病可自愈。根据症状轻重,采取制动或不制动。在急性期间,应将膝部保持于伸直位,可用石膏托固定,固定期一般4~6周。患儿仍可行走,若局部疼痛严重,则卧床休息,至疼痛消失为止。待症状缓解后,逐渐恢复活动。为了加速镇痛,可行倍他米松(得宝松)局部封闭,1~2次。胫骨结节变大已不会消失,如胫骨结节过大,影响美容,待骨骺完全闭合后,再考虑部分切除。或采用胫骨结节移位术方法再深植入。

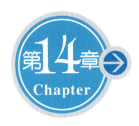

第14章 髌骨软化症

早在 1917 年,Aleman 在探查手术时见髌骨软骨水肿发软,提出"髌骨软化症"诊断,他并未说出该病的实质,但因已为大家所熟知,故"将错就错"沿用至今。直到 1968 年,Hughston 用特殊 X 线照相检查(图 14-1),才发现髌骨软化症实际上是由于髌骨向外半脱位或侧倾(图 14-2),使髌骨关节外侧关节软骨不正常磨损致病。不正常磨损造成膝关节疼痛和滑膜炎积液,患者不敢用力,又进一步加重股四头肌的内侧头萎缩,髌骨向外侧的倾斜和脱位,形成恶性循环,由于迟迟对这一发病机制认识不足,使近百年来髌骨软化症差不多被视为不治之症,至今仍然是引起膝关节残疾的重要原因之一。

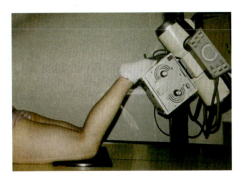

▶▶图 14-1 Hughston 特殊 X 线照相方法

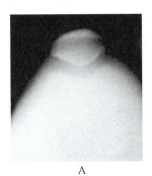
A

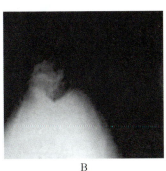
B

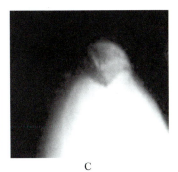
C

▶▶图 14-2 正常与髌骨软化症的髌骨形态的 X 线片

A. 正常;髌骨关节隙平行,两侧大致相等;B、C. 髌骨软化症时,髌骨向外侧倾,外侧间隙狭窄

第一节　髌骨软化症不是缺钙、受寒引起的

由于髌骨软化症患者常常感到膝关节打软、怕凉，所以国内长期误为"缺钙""寒湿""老寒腿"等。国外则误为"膝关节外侧压力增高综合征"。由于诊断不明，所以治疗方法很紊乱。补肾、补钙无效，又服用抗风湿、镇痛药，只是镇痛，停药后会再复发，病情越来越重(图14-3)；因膝关节怕凉，以致许多人的膝被"火针"扎得伤痕累累(图14-4)；国外30多年前曾风靡一时地使用关节镜磨削术，然而，不久发现，手术刚刚磨削平的病灶，没过几个月又磨坏了；国内外还有人错误地施行"髌骨切除术"。直到1968年，Hughston才用特殊X线照相检查，发现髌骨软化症实际上是由于髌骨向外半脱位或侧倾，使髌股关节外侧关节软骨的不正常磨损造成的(图14-5，图14-6)。不正常磨损造成膝关节疼痛和滑膜炎，膝关节积液，不敢用力，又会进一步加重股四头肌内侧头的萎缩，髌骨向外侧的倾斜和脱位加重(图14-7)，这样就形成一个恶性循环(图14-8)。因为有滑膜炎，神经末梢被炎症激惹，所以比正常人更能敏锐感知外界温度、湿度变化而怕凉，不是因"寒湿致病"，不要因果倒置。软骨是无血管的器官组织，任何补骨头药也进不到软骨，等于白吃！这些理论告诉我们，只有在对症治疗的同时，要设法加强萎缩了的股四头肌内侧头，把向外半脱位或倾斜的髌骨拉回来，尽量减少髌骨软骨的不正常磨损，才能消除膝关节痛和反复肿胀积液的根源。

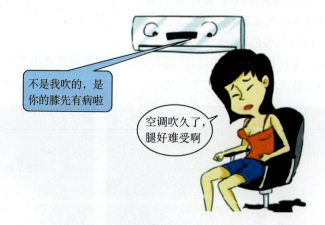

▶ 图14-3　有病的膝怕风，但病不是风吹出来的

第14章 髌骨软化症

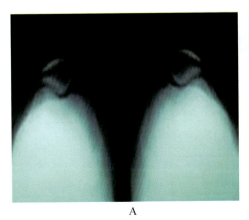
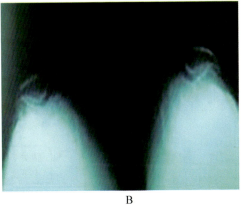

▶▶ 图14-4 45岁患者的髌骨软化症,10年中发展情况
A.10年前;B.一直按风湿关节炎治疗,10年后,髌骨软化症明显发展,外侧关节间隙磨损变窄

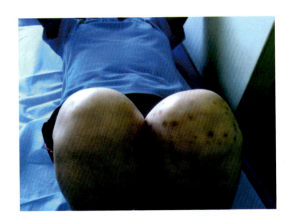

▶▶ 图14-5 左膝被"火针"扎得伤痕累累

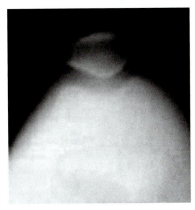

▶▶ 图14-6 正常髌骨图关节间隙平行

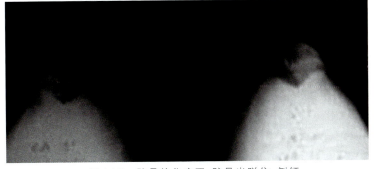

▶▶ 图14-7 髌骨软化症图,髌骨半脱位、侧倾

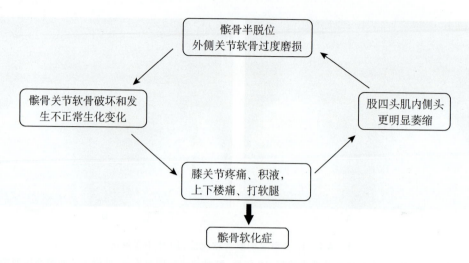

▶ 图 14-8　髌骨软化症发生发展的恶性循环

第二节　髌骨软化症如何诊断

髌骨软化有特殊的症状、体征和医学影像学改变，诊断并不困难。

1. **症状**　前膝痛，上下楼梯疼痛，特别是下楼时疼痛更明显，打软腿，膝关节反复积液，怕冷，下蹲困难，膝关节有响声、"交锁"（在膝关节屈伸过程中，突然被卡住了）等（图 14-9）。

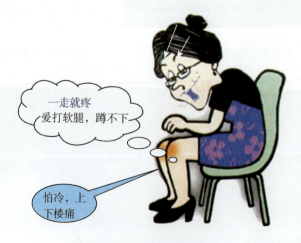

▶ 图 14-9　髌骨软化症膝部症状

第14章 髌骨软化症

2. 体征 股四头肌内侧头萎缩,髌骨研磨实验阳性(＋,图14-10),阻抗试验阳性(＋),有摩擦音或膝关节伸不直(图14-11)。

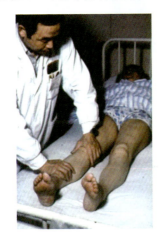
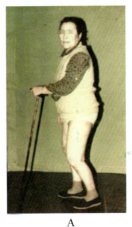
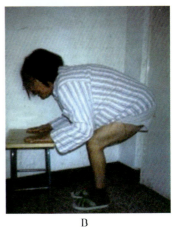

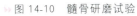

图14-10　髌骨研磨试验　　　　图14-11　膝关节伸不直(A),下蹲困难(B)

3. X线、CT、MIR的检查 可见有髌骨倾斜、半脱位,关节软骨磨损征象(图14-12,图14-13)。

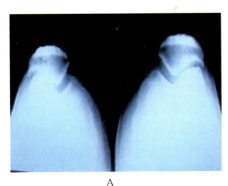
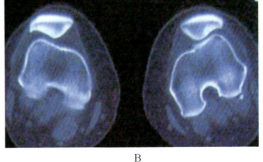

图14-12　髌骨半脱位的X线片(A)和CT片示髌骨半脱位软骨磨损软骨下骨硬化(B)

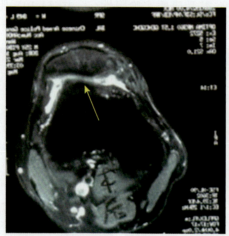
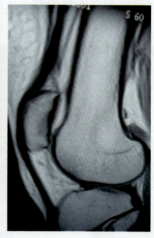

▶ 图 14-13　MRI 显示髌骨半脱位、积液，软骨面磨损不平（黄色箭头处）

第三节　股四头肌内侧头的重要作用

　　股四头肌内侧头容易损伤，是由于股四头肌内侧头的特点为"先天不足"，它是人类进化到直立行走后才形成的幼质肌肉，任何膝创伤时就先萎缩。股四头肌的四块肌肉分工不均匀，股四头肌内侧头为最后 30°伸直（加过伸 5°）和锁紧稳定膝关节的主力。在稳定膝关节中特别重要性。它力弱伸不直膝关节时，就很可能导致膝关节的平衡、力量和髌骨稳定性等多方面的功能失衡，由于膝关节不能完全伸直时，膝关节韧带就变得松疏，不能锁紧膝关节，导致膝关节内松动"咣当"，增加膝关节腔内关节软骨撞击，随之退变加速，并继发一系列相关疾病，全膝"崩溃"。

　　由于膝关节的解剖特点，股骨干有些向外倾斜而不垂直地面，使股四头肌向上牵拉髌骨时，中间肌和股直肌除上拉外，还同时向外拉，只有内侧头势单力薄地内拉（图 14-14），它需要付出更大力量才能使膝关节平衡，本应该经常多加锻炼，储备功力，然而，最重要的练习内侧头的有效活动范围，却在接近伸直的 30°范围之内，而日常的其他角度锻炼方法（如直腿抬高、踢腿等）虽有股内侧肌参与，其他参与的三个肌群的锻炼效果比率较股内侧肌的高，不利于髌股关节重新建立牵拉平衡。所以，需要注意给股四头肌重点呵护，给它"吃小灶"，给予"伸直位绷紧法"或屈膝 30°伸直法等特殊锻炼股内侧肌或电刺激仪辅助治疗。

第14章 髌骨软化症

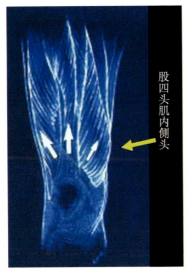
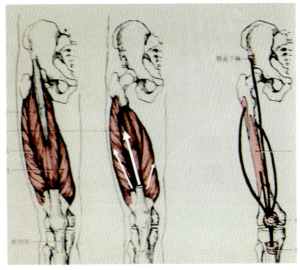

▶ 图 14-14　股四头肌向上牵拉髌骨时，拉力不平衡

第四节　矫正髌骨向外半脱位或侧倾

根据髌骨软化症的发病机制是髌骨关节半脱位，医师们近几十年来，在不同时间段，研制出各种各样的治疗方法。有的有一定效果，但还需大力改进，有的在国外已经被抛弃了，我国却还在应用。笔者不想妄加评述，但可归纳为"凡是不能把倾斜的髌骨拉回来，不能改变髌股关节对合不良的方法，效果都是短暂的"，长期随诊效果均不会太理想。现在将符合"能内拉髌骨"条件的，经笔者多年临床证实有一定疗效的非手术治疗和手术治疗方法（虽然仍不完美），简单介绍如下。

1. 非手术治疗方法

（1）30°位屈伸膝关节锻炼：Kummeld 等推荐，虽然股四头肌其他3个头同时也锻炼，但此30°绷膝时，加强股四头肌内侧头为主，有一定效果，但该锻炼方法不能完全克服髌骨内外侧拉力不平衡，只作为辅助治疗手段。其他，如"静蹲""钩脚""踢腿""拍膝"等都不符合重点锻炼股四头肌内侧头的要求。

（2）电刺激治疗仪治疗：为了能选择性地单独加强股四头肌内侧头，笔者自主研发出 BZY 治疗仪（图 14-15），它是曾获 1997 年度北京市科技进步奖的髌骨软化症治疗仪的升级产品（图 14-16），具有选择性加强股四头肌内侧头的作用，其功效是绷膝锻炼法的3倍，疗效满意，为早期髌骨软化症提供了一种有效的治疗手段。

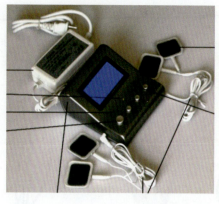

图 14-15　BZY-A 型治疗仪

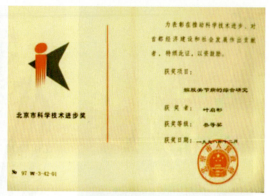

图 14-16　1997 年度北京市科技进步奖

治疗方法：①找到准确的刺激点，在两侧膝关节的内上方，股四头肌内侧头的头端尾端各放一个电极片，中心距离 8～10cm（图 14-17），勿超过大腿中线（红线）。②开动机器，选择合适强度，刺激股四头肌内侧头，肌肉每间隔 5 秒轮替地收缩隆起和舒张，拉髌骨向内复位（图 14-18，图 14-19），每天治疗 2～3 次，每次 30～60 分钟，治疗几天以后，患者就觉得局部很舒服，疼痛减轻。2 周左右膝关节上方 8cm 处周径可增加 1～1.5cm，1 个月余后，症状大多已经缓解，达到了初步锻炼和治疗的目的。此后，可改为 1 天做 1 次。当症状完全缓解后，X 线片显示髌骨半脱位有不同程度复位后（图 14-19），仍需每周做 2～3 次，以巩固疗效，因为电刺激治疗仪治疗的原理实际上就是选择性地锻炼一组肌肉，如同其他锻炼方法，若患者不继续锻炼，锻炼的肌肉效果仍会退化回去。

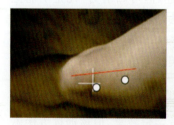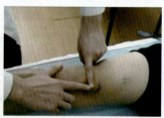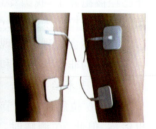

图 14-17　膝内侧电极板，放置在髌骨上缘和内缘的两指交叉点处

2. 手术治疗　过去的许多髌骨复位手术都有效，如 Maguel 胫骨结节抬高术、髌骨近端顺位术；髌外侧支持带外侧松解、内侧加强缝合术和髌骨远端顺位术等。这些手术的共同特点是均能使髌骨复位，所以有效。但因手术创伤较大和有瘢痕，现在已被关节镜手术替代。

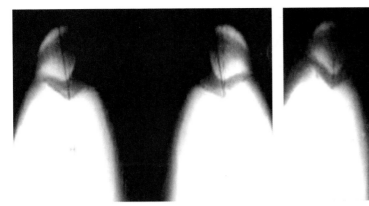

图 14-18 电刺激前,髌骨侧倾明显(A);电刺激中髌骨侧倾明显减轻(B)

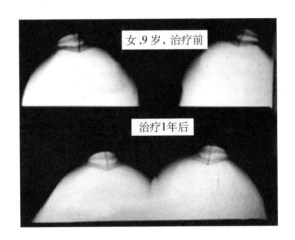

图 14-19 电刺激治疗前后比较

上排:治疗前,髌骨侧倾;下排:治疗 1 年后髌骨侧倾好转

关节镜治疗髌骨软化症,国内外已有很多短期成功报道:单纯关节镜削磨清理术(磨平软骨及打孔),短期有一定疗效,但远期效果会变差,髌骨半脱位常可复发。Vuorimen 及 Fondorn 研究证明,单纯关节镜修理术的效果差,只有同时进行髌骨外侧支持带切开术或加内侧支持带电凝挛缩,效果更好一些;Yetes 等认为关节镜外侧松动术,只适于早期轻型病例,而中晚期病例对这种疗法反应均较差,可能与成年人的髌骨外侧支持带已僵硬有关。

第五节　为什么一些患者做关节镜术治疗后症状反而加重

有些患者做关节镜术治疗后症状反而加重，笔者分析有几种可能，单纯关节镜削磨清理术效果不佳，国外已经不用了，在髌骨软骨破损边缘，坏死软骨与还比较正常、有再生能力的软骨相互交错，像地图边缘一样（图 14-20），削磨清理术效果时好坏不分，全部磨平，似乎不太合理，因为吴志宏、叶启彬等经病理研究已经揭示，1～2 期髌骨软化症的软骨仍有很强的修复能力。其次，髌骨软化症引起疼痛的原因也不是由关节软骨面坑洼不平所致，而是它所受应力不均匀磨损造成的。所以，只需做外侧支持带切开（或同时加内侧支持带电凝挛缩），不需做关节磨削清理术（现在，全膝置换术时，基本也不处理关节面）。此外，术后膝关节肌肉康复锻炼不够是另一原因，由于手术会暂时加重股四头肌内侧头的萎缩和肌力减弱，故也可能会暂时加重症状。

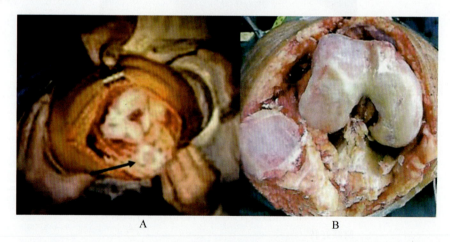

▶▶ 图 14-20　手术中见髌骨软骨破损情况

A. 髌骨中外部软骨已磨损边缘不齐（箭头处）；B. 严重时软骨可完全破损

第六节　儿童和青少年会不会得髌骨软化症

由于不懂髌骨软化症的发病机制，不少家长或医师对孩子被诊断有髌骨软化症不以为然，认为只有中老年人才发生这个病。这种想法是错误的，髌骨软化症患

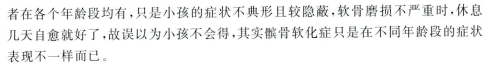

者在各个年龄段均有,只是小孩的症状不典形且较隐蔽,软骨磨损不严重时,休息几天自愈就好了,故误以为小孩不会得,其实髌骨软化症只是在不同年龄段的症状表现不一样而已。

髌骨软骨的磨损过程:髌骨软骨有 3~5mm 厚,缓冲冲击,且无神经分布,所以在 15~50 岁年龄段,很长一段时间可无"预警信号"。

自然磨损进展缓慢:①15 岁以前,发育阶段,小孩有点症状,常被误诊为"生长痛"(给他们拍双膝轴位 X 线片,可以发现有髌骨半脱位、侧倾)。②15~39 岁,膝关节"成熟",如年轻人不加爱惜地使用膝关节,偶尔发生疼痛或痛 1~2 天自愈(这时的髌骨软化症多属 1 期)。③40~50 岁,活动时,可能有摩擦音,活动后易出现酸痛或膝关节怕凉,该保养关节了(此时髌骨软化症属 2 期多)。④50 岁以上,疼痛经常发生而且明显,髌骨软骨磨得差不多了,接近"使用寿命"的"终点"了,膝关节发僵,关节炎开始(长骨刺啦!属髌骨软化症 2~3 期),但如无明显髌股关节对合不良和注意膝关节保健,可延缓使用 10~20 年;如有髌股关节对合不良,则不正常磨损会提前发病!待发生疼痛、有关节摩擦音、膝关节伸不直、蹲不下了(多为 4 期),才找医师,就有些晚了,再迷信"拍拍膝",或单纯追求这个或那个进口"长骨头"的药物就更误事啦。

第七节　髌骨软化症分期

有人一听得了髌骨软化症,就急啦!追着医师问"我的髌骨软化症属于几期啦",其实分期是人为的,是给患者一个"预警信号",要认识和重视这个会引起膝关节严重致残的疾病,要早期发现、早期治疗,"大医治未病,有病防发展"。

常用分型参考如下。

1 期,多在 30 岁前的年轻人群:在爬山、下蹲活动膝关节较多之后,膝关节发酸、疼痛,1~2 天后自愈,医师给患者做髌骨研磨试验检查时,疼痛呈现阳性(+),软骨磨损不严重,但照双膝轴位 X 线片,却可发现有髌骨半脱位、侧倾(图 14-21),但无明显软骨下骨硬化现象,如不加注意,很快会进入下一期。

2 期,多在 40 岁以后的人群:活动后易出现膝关节酸痛或膝关节怕凉,已有软骨损伤,如果还迷信地"拍拍膝"、频谱、热水袋等热敷一下,寻求一时症状稍微缓解,就会耽误治疗,髌骨研磨试验时,能感知轻微摩擦音,已有软骨小裂纹,MRI 可见软骨水肿征象(图 14-22)双膝轴位 X 线照片见有髌骨半脱位和侧倾,关节间隙开始变窄,软骨下骨硬化,抓紧防治还可痊愈。

3 期,50 岁以后:疼痛经常发生而且明显,髌骨软骨有不程度裂纹,医师和患者都能感知关节内不太响的摩擦音(但不是微信上宣传的那种,找个有"膝关节弹响"

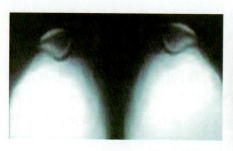
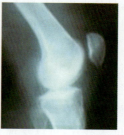
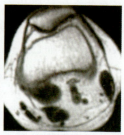

▶ 图 14-21　髌骨侧倾，内外关节间隙不对称，软骨下骨无明显硬化，MRI 无明显异常

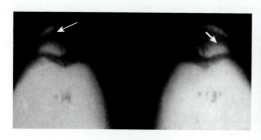
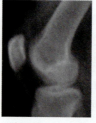
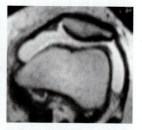

▶ 图 14-22　髌骨半脱位侧倾，间隙明显不对称，软骨下骨硬化（细箭头处），MRI 显示软骨有水肿表现（粗箭头处）

症的人表演"咯咯"的响，拍拍膝后，让他变个姿势屈膝、伸膝就不那么响的骗局），MRI 可见软骨面磨损不平（图 14-23）。膝关节不能完全伸直，积极防治还可明显缓解症状。

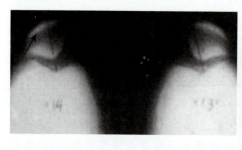
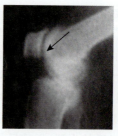
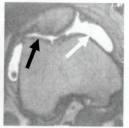

▶ 图 14-23　髌骨半脱位侧倾明显，间隙明显不对称狭窄，软骨下骨硬化（细箭头处），MRI 显示软骨有破坏（粗箭头处）

4 期，疼痛明显，跛行，膝关节伸不直、蹲不下，关节间隙明显狭窄消失（图 14-24）。屈伸膝明显受限，要抓紧手术治疗。到了这个程度，还让您不用手术治疗就可以治好你的病的"医师"，不是巫医就是骗子！

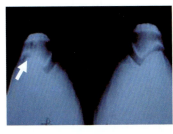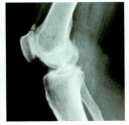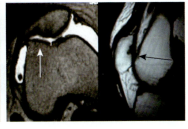

▶ 图 14-24　髌骨半脱位，间隙消失，膝伸不直（粗箭头处），MRI 显示软骨有缺损破坏，显卡（细箭头处），膝关节积液

第八节　为什么许多小孩会夜哭

在 5~9 岁的儿童中，笔者经过普查发现髌骨软化症的患病率有 12.7%，而且在这些患儿中，很多都有"夜哭"现象。儿科医师喜欢诊断为"生长痛"，但这些所谓"生长痛"的患儿，转到骨科门诊来的，给他们拍摄 X 线片进一步检查、照相，几乎都可以看到髌骨的侧倾或半脱位，"生长痛"是否就是髌骨软化症引起的？这还是个谜。"关节都在生长，为什么只有膝关节疼痛呢？踝关节、肘关节、髋关节为啥不痛啊？"笔者考虑"生长痛"的小孩中，很可能有一大部分就是由于髌骨软化症，髌、股关节对合不良造成髌骨外侧受到磨损刺激，小孩儿白天活动较多，刺激髌骨软骨多了，晚上膝关节挪动姿势过程中，膝关节屈曲恰恰达到某个度数时，如正好是 35°~50°范围，髌骨向外滑动明显时，白天受过多活动磨损激惹的髌骨关节面撞击股骨髁间窝的外侧的滑车时，造成刺激痛，孩子就会哭；动动身子，膝关节位置摆好不刺激时，他们就不痛不哭。所以，我们建议给这种患儿摄膝关节 X 线轴位片。

第九节　为什么髌骨软化症常误诊为"风湿"

膝关节发炎时，患者的膝关节特别怕冷，用热水袋敷敷，就很舒服，中医常根据这点，诊断为"老寒腿""风湿"，但是按风湿治疗多少年了，效果仍然不佳，非但没有见好，而且逐年加重（图 14-25A、B），膝关节一年年坏下去，越来越伸不直了。为什么？因为"老寒腿"怕冷，不是风寒造成关节炎，而是先存在骨、软骨的关节炎病变，它们有自我修复现象，新生的软骨和在膝关节有滑膜炎存在时，炎性组织和新鲜的软骨对外界寒冷、潮湿气候的变化很敏感，天气变冷会使症状加重，所以患膝发病的症状可作为"天气预报",中医诊断为风湿性关节炎,老百姓就很容易接受,"是呀,热敷一下舒服多了",然而,这是将因果关系颠倒了,这种表象的诊断是不对的,按风湿治疗无效或效果不好时,应摄膝关节X线正侧位、轴位片检查。

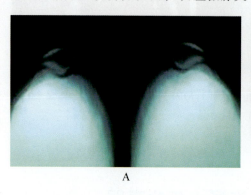
A

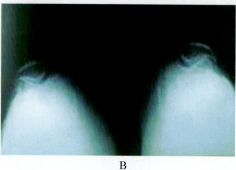
B

▶ 图 14-25 不恰当诊治使髌骨软化症日渐加重

A. 髌骨软化症患者 10 年前的 X 线片约为 2 期;B. 长期按风湿治疗,越来越发展,10 年后软骨磨损,外侧关节间隙消失(已属于 3 期)

第十节 髌骨软化症的患者为什么常常打软腿

髌骨软化症的生物力学机制研究发现,髌骨在运动的状态下,不是在一个位置上的,它不平衡地向外倾斜,有向外滑脱的倾向。髌骨半脱位,特别在膝关节成 $35°\sim50°$ 的半曲屈位时(如下楼梯、下坡时),最容易发生,或在跑步时,当膝关节弯屈度正好在这个角度范围内时,髌骨发生半脱位最明显,向外脱位髌骨的关节面软骨正好撞击在股骨外髁的滑车上时,引起疼痛,患者的肌肉就会保护性地反应,停止收缩,腿一下就没劲了,将会打软腿或跪在地上。就像我们在不知道水杯烫的情况下,去拿很烫手的水杯时,手触到烫手的水杯,烫痛的手会本能地张开扔掉杯子的道理是一样的。这也就是为什么髌骨软化症老年人下楼的时候要横着走,因为下楼时膝关节屈曲到一定程度,就会疼痛,膝关节感到无力,害怕摔跤、滚下楼梯,所以就扶着栏杆横着下楼;爬山时,上山容易下山难,有时候也得横着下山,因为这样可以减少膝关节的那个最容易疼的角度。所以,要明白髌骨软化症,首先要清楚发病的机制,这样就不会在发病时,只服两片儿镇痛药,镇痛之后,就完事了。

第十一节　运动员为什么常因膝关节疼痛和积液而缺阵

报纸上经常报道,很多著名的足球或排球运动员,因膝关节积液,在关键比赛时缺阵,令人揪心。为什么这些运动员的膝关节那么爱"长水",因为他们在运动过程当中,有很多的技术动作,需要在半蹲姿势下完成,也就是曲膝35°~50°,所以运动员们很难避开髌骨磨损最厉害的曲膝角度,从而很难避免软骨磨损,磨下来的软骨碎屑进入关节腔内,会刺激诱发病理、生物化学反应,继而引起滑膜炎,水肿。使症状加重,反复发作,老是治不好,不少运动员为此被迫退役。我们希望他们了解,平常进行选择性的股四头肌内侧头的训练,"储备该肌肉的力量和弹性收缩能力",可以减轻运动过程中所发生的髌股关节外侧的过度磨损、损伤,减少膝关节积液和疼痛,运动员不会临阵减员,延长他们的运动寿命。

第十二节　髌骨软化症为什么有些医院X线片却照不出来

临床X线检查髌骨软化症患者时,髌骨轴位X线检查正常,可见髌股关节两侧关节间隙大致平行;髌骨软化症时,可见髌骨侧向外倾或半脱位,髌、股关节外侧间隙变窄(图14-26A、B),髌、股关节外侧过度长期的磨损,会造成相应关节软骨下骨硬化,在侧位X线片上可见"月芽样"软骨下骨硬化影,但有些医师并不认识此征(图14-26C箭头指处)。现在不少医院常采用不合格的屈曲大于50°过曲投照方法,因为膝关节的曲度大于50°时,半脱位的髌骨会自动复位,从而得出"没有问题"的假象,图14-27为同一患者采用不同投照方法得出X线片的投照结果,示正确投照的X线片(图14-27A)和不符合要求的过曲跪姿投照的X线片(图14-27B)。

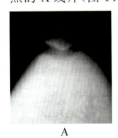
A

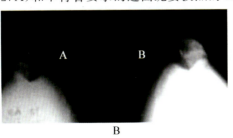
B

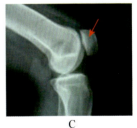
C

▶▶图14-26　髌骨的X线检查

A. 正常轴位像;B. 髌骨软化症,髌骨半脱位或向外倾斜(歪了);C. 侧位X线像显示"月芽样"软骨下骨化征(↙)

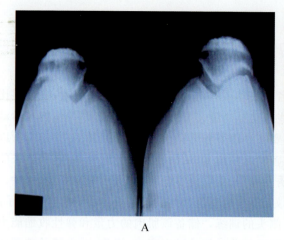
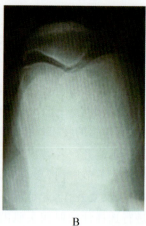

▶ 图 14-27　X 线投照检查
A. 正确的屈膝 35°～50°的投照法显示髌骨侧倾或半脱位；B. 跪姿（屈膝 90°）投照显示出髌骨位置"正常"的假象

髌骨软化症投照法：北京协和医院应用改良的休斯顿设计的 X 线片的投照法，让患者屈膝 35°～50°将足趾搭在 X 线球管上，X 线片放双膝的下方，打开灯箱，出现"＋"影，转动球管让"＋"影落在患者的胫骨结节上（黄箭头）投照，能最有效地显示髌骨半脱位（图 14-28）。

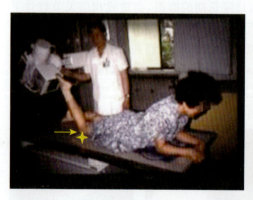
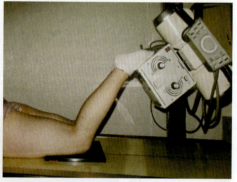

▶ 图 14-28　正确的屈膝 35°～50°的投照法

第十三节　膝关节出现哪些现象时应高度怀疑髌骨软化症

当患者出现有下述现象时，应到医院检查是否患有髌骨软化症：膝关节前侧疼痛;久坐起立或下楼、下坡时疼痛加重,常有打软腿;膝关节怕凉或膝关节反复肿胀、积液;小孩"夜哭"又找不出原因。临床检查髌骨研磨试验时疼痛呈阳性(+);然后做相关影像学检查证实,即可得出是否患有髌骨软化症的结论。

第十四节 髌骨软化症的患病率高得惊人

北京协和医院的郭开今主任、叶启彬教授等做过较大人群样本(2743例)的调查,发现髌骨软化症患病率高达36.2%!最值得我们警惕的是从幼儿园大班5岁的孩子到上小学9岁的年龄段,发病率竟高达12.7%,这些患儿大部分都有夜间疼痛的所谓"生长痛"的病史。我们调查的结果似乎比以前对排球运动员普查的患病率低,女排运动员患病率为46%,男排运动员患病率为39.6%,因为他们打球时要做很多半蹲位旋转膝关节动作,这种姿势(体位)会增大髌-股关节压力,对髌-股关节损伤很大(图14-29),膝关节疼痛和积液在他们中很常见,对于这些需要做很多半蹲位姿势的劳动者和运动员,平常应当多做针对性锻炼,选择性地加强股四头肌内侧头;如"负重绷膝操"(或伸直膝原位收缩股四头肌),使用我们研制的BZY电刺激治疗仪选择性锻炼加强股四头肌内侧头的肌力,能更存效地锻炼和储备髌-股关节抗损伤的能力。

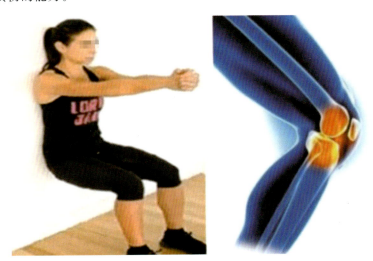

▶图14-29 半蹲位时髌-股关节压力增大

第十五节　为何女性髌骨软化症的患病率比男性的高

女性髌骨软化症的患病率约为男性的2倍,因为人的股骨不是垂直地面的,骨盆宽,股骨干与身体轴线有6°~11°的外翻角(图14-30),在进化过程中,女性为适应妊娠生育的需要,骨盆发育比男性的宽大,股骨倾斜度较大,导致膝关节外翻角(股骨干轴线与人体的重力线夹角)较男性的大,因此潜伏着髌骨容易外移趋向。同理有"X"形膝的人,容易患髌骨软化症,且矫治比较困难。

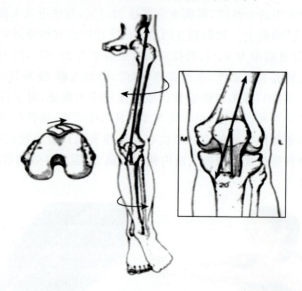

▶图14-30　女性膝关节外翻角较男性的大

第十六节　哪些运动损害膝关节

很多中老年人为了强身健体,经常做大运动量的锻炼(如跑步、跳高、跳远、登山、爬坡等)。或是不坐电梯改爬楼梯或已经年过60岁,还要每天走2万步(图14-31),这里许多活动的弹跳力大多会传导到膝关节,加大关节内软骨撞击(图14-32),结果都会出现膝关节疼痛。为什么锻炼身体反倒练出毛病来了?其实,并非所有运动形式对膝关节都是有益的,特别是爬山会损伤膝关节,50岁以后的人再去爬山锻炼,反而会伤害身体。爬山虽然是一个很好的有氧运动,能够帮助锻炼大腿和臀部的肌群,同时,还能够锻炼人的心肺功能。但爬山属于负重运动,

第14章 髌骨软化症

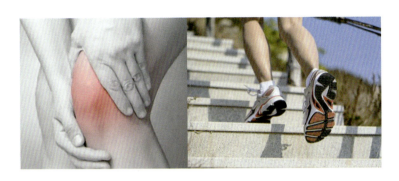

▶ 图 14-31 损伤老年人膝关节的运动：登山、爬楼梯，跑步或过多走路

腰部以下的关节都要承受自己身体的重量，尤其膝关节（髌骨）受力最多。当身体向上攀爬时，膝关节负担的重量会瞬间增加到平时的4～6倍。膝关节磨损明显增加，而且不可修复。

应避免半蹲、全蹲或跪的姿势。如蹲马步（图14-33），不做膝关节的半屈位旋转动作，防止半月板损伤和髌股关节磨损（图14-34）。因为半屈膝35°～50°时，髌骨向外半脱位或侧倾最明显。避免长时间处于某一体位，特别是小于90°的久坐，以免挤压关节软骨和影响关节液流动去营养关节软骨，更不能做"跪地行走"锻炼法。肥胖的人应节制饮食，减轻体重，以减轻膝关节的负担（图14-35）。

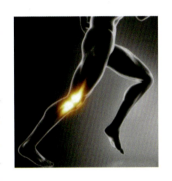

▶ 图 14-32 膝关节内软骨撞击

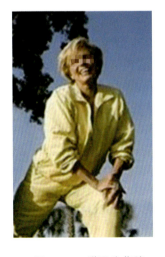

▶ 图 14-33 蹲马步伤膝

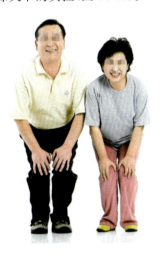

▶ 图 14-34 旋转膝关节伤膝

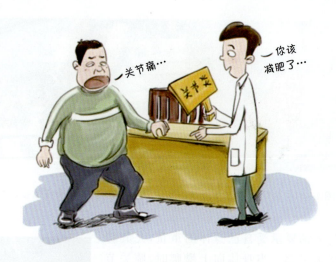

▶ 图 14-35 肥胖加重膝关节的负担伤膝

第十七节 为什么许多人练静蹲后,膝痛加重了

在临床工作中,许多医师让中老年患者用靠墙静蹲15～20分钟的方法锻炼股四头肌肌肉力量,但锻炼之后膝关节疼痛症状经常会加重,患者前来求治。这些患者常常已经有了髌骨软化症或已有较重胫股关节骨性关炎,他们不适合做静蹲动作。为什么?需要从膝关节生物力学关系分析:静蹲是一种静止不动的锻炼方式,是从体校引入的一种加强正常人、运动员股四头肌耐力的方法。然而,对于已有髌骨软化、髌股关节软骨损伤、膝关节骨关节炎尤其是下蹲或下蹲能力差的患者,静蹲静止不动的锻炼方式,不仅很容易产生疲劳、疼痛,患者连3分钟也蹲不了。而且,实验结果提示:当髌骨软骨软化症有髌骨倾斜状态时,半蹲使外侧关节面接触的压力集中、增高,以屈膝30°时最明显。比屈膝60°～90°时的压力和应力更大(图14-36,图14-37),所以静蹲不仅无效,反而会增加关节压力损伤,加重已经存在病变的疼痛。其次,静蹲时不是只有股内侧肌参与,其他三股肌肉也得一起锻炼,不能选择性加强股四头肌内侧头。文献报道,股内侧肌与股外侧肌的激活比率约为1.14:1,差别不大。不可能导致膝关节重新平衡,所以临床医师应全面了解静蹲锻炼原理及其对正常人与患者的不同效应,更应随诊患者治疗后的反应。

第14章 髌骨软化症

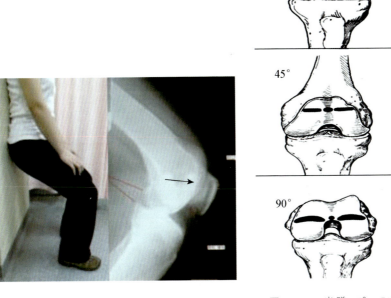

图 14-36 静蹲增加髌股关节压力损伤

图 14-37 半蹲 35°～50°时髌股关节接触多摩擦力大

第十八节 膝关节疼痛用哪种长骨头药好

骨科门诊不断有患者拿着药盒子、说明书来问笔者："大夫,这补骨头的药管用吗？我一直吃长骨头药,还在关节里注射过药,为什么膝关节还痛？",一看,哇！什么都有,有国产的、进口的：硫酸氨基葡萄糖胶囊（维骨力）、氨基葡萄糖、鲨鱼骨粉等。这些都是目前国内推销商宣称治"骨关节炎""修复骨头药"时髦的药。笔者没法回答,因为笔者自己没吃过,笔者从来不吃。询问患者服药体会,都说似乎没多大效果。有一点是肯定的,单靠这些药即使有"作用"也是微乎其微的。为什么这样说？笔者将国内外一些权威专家关于髌骨软化症的发病过程归纳一下（图14-38）,也许患者看了将会明白几分：图前半部分（红杠以上）是说明患髌骨软化症时软骨如何坏的,图的下半部分（红杠以下）显示软骨坏了,功能丧失了,不能生产蛋白多糖、硫酸软骨素等,滑膜不能分泌足够润滑液。所以,引起许多临床症状,患者用进口药物去补充,当然不可能完全解决问题。问题很清楚,根本的疗法应去解决软骨坏了的原因,即解决髌-股关节对合不良,减少软骨不正常磨损,以维持它的正常生理功能。软骨变好了,患者不用吃药,软骨大都能自己生产它所需要的物质,而不是消极用进口药去代替,补充软骨细胞坏了而"不能生产"的东西,这就是治疗效果不理想的原因。

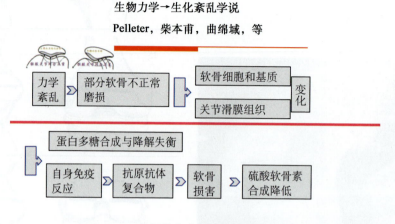

▶ 图 14-38　髌骨软化症的发病机制及代谢紊乱

第十九节　股四头肌保健与老年人膝关节稳定性有何关系

国外已有文献报道:周围肌肉较为强壮、发达的关节,骨性关节炎发病率较低,膝关节骨性关节炎发病率可下降 80%;发病的时间也较晚。因股四头肌特别是内侧头在膝关节最后 30°伸直和锁定膝关节,在保持膝关节稳定性方面,起着重要的作用,它的强壮和发达,有利于膝关节的稳定,减少膝关节骨性关节炎的发病率。为什么?因为膝关节稳定,不"咣当",可以减少膝关节内的撞击和磨蚀。笔者在年逾 75 岁时,虽无髌骨软化症,但提 4~5kg 重物上楼时,膝关节开始会出现轻微疼痛,于是开始在每晚看新闻联播时,一边试用电刺激治疗加强股四头肌的内侧头 1 小时,亲身体验电刺激治疗对加强膝关节稳定性的作用;在做"协和健身椅子操"时,有意识加强"伸膝绷劲"的力量,坚持不到半年,就初见成效。现在能不需要停歇、无疼痛提物上 4 楼了,虽已年过古稀,但仍能健步攀登武夷山、泰山、衡山和鸡足山。

第二十节 使用 BZY 治疗仪能使髌骨半脱位完全恢复到正常水平吗

髌骨软化症是由于髌股关节的关系紊乱而出现软骨磨损和发生骨性关节炎,可发生在各个年龄段:①小孩,膝关节韧带较柔软,治疗后可有较好的复位效果。但需注意,如不经常巩固治疗,即使完全复位后,仍可复发。②中老年人,因常合并骨关节退行性变,且韧带已较僵硬,复位效果常不那么快速和显著,但只要髌股关节位置稍稍改善,患者临床症状就会明显好转,而且可防止病变发展。

对于已有髌股关节间隙较明显狭窄,软骨磨损严重,因患有其他疾病,一时无法手术做人工膝关节者,用 BZY 治疗仪器暂时治疗,也可使一部分患者的症状获得不同程度的缓解。

第二十一节 髌骨软化症有望根治吗

使用髌骨软化症 BZY 治疗仪虽然有效,但还需经常巩固治疗,否则,即使完全复位后仍可能复发。患者常常询问有没有"根治"的办法?他们的愿望和笔者的追求是一致的,关节镜术和电刺激治疗都有一定疗效,但仍有不少患者并不能完全解决。关节镜术对早期轻型病例,效果较好,而对中期和晚期的病例,这种疗法反应较差。原因可能是支持带僵硬和松开的外侧支持带又愈合回去了,髌骨软化症治疗仪虽然有效,但还需经常巩固治疗。为此,笔者正在行动,针对在关节镜术后,松开的外侧支持带又愈合回去的问题,在关节镜术后 3 天,立即使用电刺激治疗仪刺激股四头肌内侧头,向内频频牵动髌骨内移,防止切开外侧支持带黏合愈合回去,连续治疗 2~3 周,一般此时切口边缘已成熟老化,就可能有效阻止支持带再愈合回去,并同时加强关节镜术后萎缩的股四头肌内侧头肌肉的康复。两种方法强强联合,将有望从根本上解决髌骨软化症治疗的难题,理论上是可行的,为数不多病例对这种联合治疗方法反应较好(图 14-39),需要继续进行更长时间的临床随诊观察。

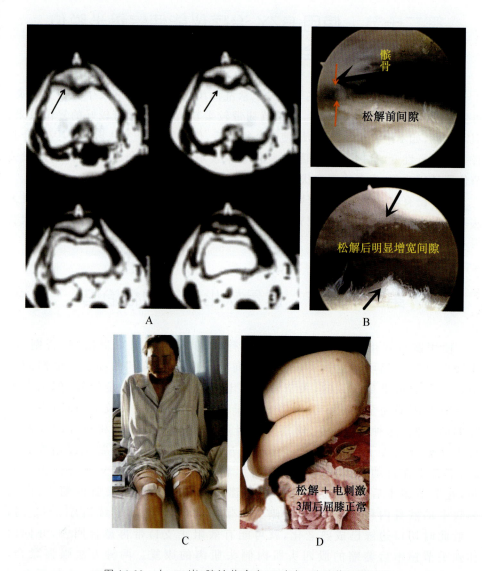

▶▶图 14-39 女,50 岁,膝关节疼痛 20 多年,膝关节下蹲困难

A. MRI 显示髌骨软化症表现,髌骨半脱位,软骨有缺损破坏,外侧关节间隙变窄(小箭头处);B. 关节镜检查显示外侧关节间隙狭窄(红箭头间),松解术后膝关节积液外侧间隙明显增宽(黑箭头间);C. 关节镜松解术后,即开始电刺激治疗;D. 3 周后膝关节下蹲屈曲正常

第14章 髌骨软化症

第二十二节 一个拯救了关节置换的小手术——髌骨外侧支持带松解术

64岁的王阿姨,1年前在协和医院做了通过仅仅打2个小孔的右侧膝关节的髌骨软化症关节镜微创手术,今天来医院复查,拍了个双膝的髌骨轴位X线片。髌骨轴位的X线片显示:没做手术的腿的髌骨(俗称"波棱盖")向外侧倾斜,关节间隙(透亮带)几乎消失,髌骨外缘呈现明显的鹰嘴样畸形,是因为相应的骨质已经磨损,部分缺失和髌骨外缘的骨刺增生造成。而手术后的右膝关节,则关节间隙可以清楚看到(图14-40)。没做过手术的左腿上下楼的功能明显不如做了手术的右腿。要知道,1年前术前右侧膝关节的髌骨向外侧倾斜的程度可是比左侧还要严重的。这回王阿姨,不光是来复查的,还是来做左膝的髌骨手术的。因为她此前已到了很多医院看了,都建议她做膝关节置换手术,说别的手术、别的方法都不行,救不了这条腿了。王阿姨一来害怕做大手术,有危险性;二来想想在北医三院1年来的手术治疗的经历,打2个小孔手术效果也不错呀!右侧膝关节的疼痛明显的好转了,现在上下楼功能已经基本恢复,术后效果超过她自己的想象,所以转来转去还是来找笔者这里做这种小手术。为什么小手术能解决大问题呢?要说清楚这个原因,还得先从这个病说起。

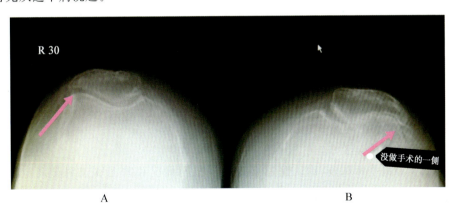

图14-40 A. 术后1年右关节间隙改善;B. 左关节间隙几乎消失

膝关节疼痛有很多种,其中有两种最常见,分别为走平路就疼痛、上下楼痛和蹲起困难两类。前一类型的膝关节疼痛多由于膝关节大关节(胫股关节)的,如果已经很严重,可能只能进行关节置换这种大手术治疗。然而,后一类型的膝关节严重疼痛多由于髌-股关节,髌骨"歪了",则可能适合尽早微创手术治疗!当然,这需要由专业的医师进行亲自的手法检查,结合 X 线片、专业的医学影像及临床症状表现,综合评价才能做出相对准确的判断。

如果我们在您上下楼、蹲起困难这一类型的时候痛得直叫,而查体显示髌骨外侧明显疼痛、紧张,加上 X 线片有如下表现(图 14-41,下面的 3 张图片参考),则基本可以确诊髌骨软化症(也叫作髌骨外侧过度挤压综合征。)

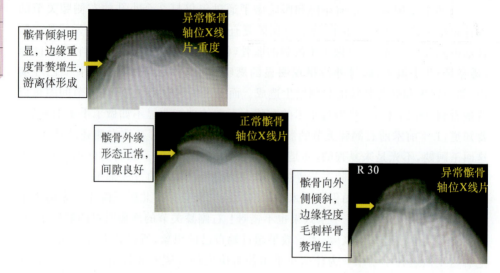

▶图 14-41　髌-股关节外侧间隙狭窄情况

如果手术指征把握合适,手术技巧适当,就可以通过微创关节镜手术治疗,术后只有疼痛轻微、膝关节恢复很快,让其中大多数人能够避免将来的关节置换手术。然而,尽管是小手术,也千万要小心在意,需要每个医师都经过多年的临床和手术经验积累,这需要科学的术前评估和精细合理的术中操作,以及合理的术后康复才能获得到满意的临床效果。

手术的主要步骤图(图 14-42)。

1. 关节镜手术探查,确认髌-股关节软骨损伤情况和髌-股关节外侧间隙狭窄情况及髌骨外侧软组织的紧张度情况。

2. 一旦确诊,可以进行髌骨外侧支持带松解手术(髌骨外侧软组织松解的手术,就是切开紧张而且有炎症表现的髌骨外侧支持带软组织)。

3. 手术中注意保护外侧相对正常的肌肉、肌腱组织。

4. 如果需要,则手术去除髌骨外缘增生的骨赘、游离体、反复磨损以后形成的限制髌骨正常活动的鹰嘴样边缘(用磨钻将其打磨平坦)。

5. 必要时,也应该去掉因为髌骨长期向外侧移位而导致的股骨内侧滑车增生的大骨赘。

第14章 髌骨软化症

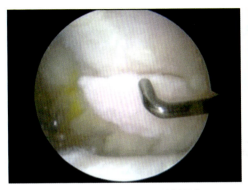

第一步 - 骨赘探查 + 股骨外侧部分
滑车软骨磨损消失探查

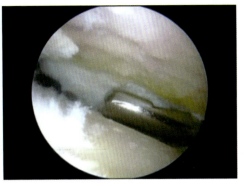

第二步 - 髌骨成形

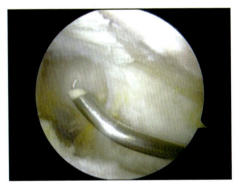

第三步 - 外侧支持带松解

图 14-42 关节镜下髌骨外侧支持带松解术 3 个步骤

髌骨外侧支持带松解术康复很重要,有助于手术后症状缓解,减少复发。俗话说:三分手术,七分康复。虽说这个比例不甚科学,但其确实体现出术后康复的重要性,因为它是手术效果的重要保障。术后主要康复建议和恢复期如下。

1. 一般术后不会有特别明显的疼痛,一般不会影响睡眠。

2. 术后第一天就开始每天练习大腿股四头肌肌肉力量(参照公众号相关文章,参阅本书手术后电刺激股四头肌内侧肌方法有关章节——编者),防止肌肉萎缩。

3. 术后第一天或者第二天就必须扶拐下床走路,一般不会产生明显疼痛。

4. 术后膝关节通常会有一段时间轻度肿胀,练习股四头肌收缩,无须任何其他处理,时间到了,积液自然会消除,不必紧张。

5. 如果顺利,患者通常可以在 6~12 周(1.5~3 个月),逐渐恢复一部分下蹲、上下楼梯的功能。但要结合术前损伤的严重程度和术后肌肉力量练习的效果安排。

（根据北京大学北医三院杨渝平大夫提供资料整理）

第二十三节　一个教授以亲身经历告诉人们：髌骨软化要及早治疗

崔教授，男性，46岁。膝关节疼痛3年，伴有弹响，上下楼时加重，容易打软腿，蹲起时疼痛会加重，甚至不能提着行李下飞机的舷梯。照X线片发现有双侧的髌骨向外侧倾，但是不是很严重，软骨下骨稍有一些硬化的改变，滑车部位，已经有软骨缺损（图14-43，图14-44）。保守治疗1年，包括静蹲也练过，但没有效果，做MRI检查，让他大吃一惊，发现在X线显示有髌骨软骨硬化的部位有囊性变，看到滑车部位，已经有软骨缺损，有水肿（图14-45）。崔教授说他本人为很多这种患者做过手术。现在选择要在自己身上做了，想亲自看着这个病变的程度和它引起疼

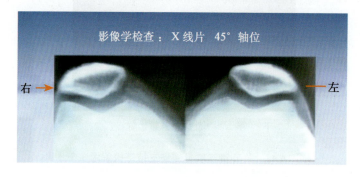

▶ 图14-43　两侧髌骨向外侧倾斜

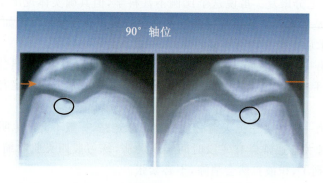

▶ 图14-44　滑车部位，已经有软骨缺损

第14章 髌骨软化症

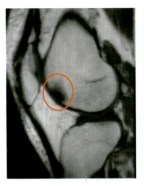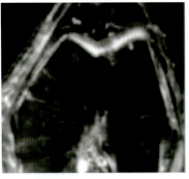

▶▶ 图 14-45 滑车部位,已经有软骨缺损

痛之间关系是怎么回事儿。所以崔教授没有选择全麻,也没选择腰麻,而是选择了局部阻滞麻醉(可贵的医者献身精神——主编),也就是只阻滞麻醉股神经,股外侧神经,闭孔神经和坐骨神经四条神经,是麻一条腿来进行手术,这样,他自己就可以看着关节镜的屏幕,跟他的助手共同来讨论做他自己的手术。

在术中他发现当膝关节屈曲60°的时候,在屏幕上可以看见在髌骨软骨的磨损坏死的地方,滑膜和软骨完全翘起来了,伤及软骨下骨(图14-46),这就是膝关节疼痛的原因,查看在关节活动的时候髌骨运动的轨迹,也可以看见髌骨关节内侧基本上不受力。而外侧受力(图14-47),在受力和不受力的之间滑车部,可以看见有软骨的缺损。在术中只清理磨损坏死的地方,对那个软骨缺损区,按处理微骨折方式做小手术,也就是只在缺损区稍微刮刮,而不是大面积磨削,术中可见外侧支持带松解后,髌-股关节对合已经立即改善(图14-48),术后当天就下地了,1周以后就

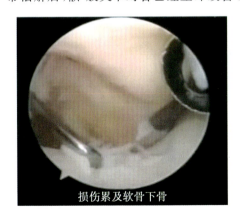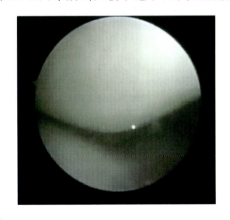

▶▶ 图 14-46 软骨下骨损伤 ▶▶ 图 14-47 外侧间隙,狭窄,受力大、磨损大

上班了。术后 3 个月,随诊复查的片子看到,髌骨半脱位已经恢复了,髌-股关节这时候已经对合良好,影像中我们还可以看到软骨虽然没完全修复,但是已经有一部分修复了,水肿基本上消失了(图 14-49),崔教授那时可以打 2 小时的羽毛球,还去张家界旅游,可以爬 3000 多级台阶,由于髌骨关节对合已经比较良好,使髌骨软骨关节面可以均匀地负重,疼痛很快消失,3 个月后他又如法做了另一膝部手术。

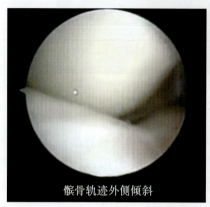
髌骨轨迹外侧倾斜

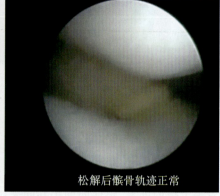
松解后髌骨轨迹正常

▶图 14-48　外侧支持带松解后,外侧间隙张开,髌-股关节对合立即改善

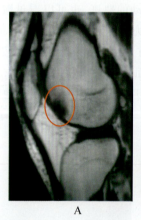
A

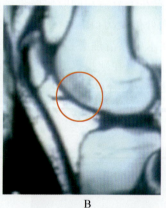
B

▶图 14-49　术后 3 个月缺损软骨(A)已经有部分修复(B)

他在回顾他的治疗过程时,深有感触地说:"现在看来我的病治疗晚了,应该更早治疗。为什么非要等 1 年?为什么非要等到软骨有破坏了再来做啊!"他说现在再要看见这样的患者,应该是什么时候看见患者,就什么时候让他们马上住院快做关节镜,这有利于早期的修复。

对于髌骨软化症的患者究竟是保守治疗好呢?还是关节镜手术,现在差不多

第14章 髌骨软化症

大部分人都首先选择保守治疗,崔教授通过他多年的临床实践经验和他自己这次亲身体会,他说:"如果髌骨软化症的髌骨向外倾斜比较明显,外侧支持带比较紧,压痛很明显,应该尽早手术为好。因为很简单,就是外侧支持带松解就行了"。具体做法,在髌骨的下方,通过皮肤的一个小的切口,通过皮下隧道,解剖出外侧支持带,就是在髂胫束和髌骨外缘之间,上边是股四头肌外侧头,下边是髌韧带,在两者之间,如图14-50上圆圈里显示的那一片组织,就是支持带所在的部位。把它游离清理出来(图14-51),从髌骨下缘开始把它切开,一直松解到股四头肌外侧头那个部位,就把这个支持带松开了,术中可以看到也就是把髂胫束和髌骨之间的所有的联系切开(但保留关节关节囊和滑膜组织),也就是囊外松解。一般可以用小咬钳咬开,现在大家都喜欢用射频将把它切开,这样切开好处是没怎么出血,另外保留了关节囊和滑膜组织,保留了关节稳定性,使髌骨不容易再向外半脱位。实际上半脱位这个可能性非常小的。而且我们可以用一些方法来预防的(我们可以在手术后,用用BZY-A治疗仪电刺激股四头肌内侧头这个方法,来牵髌骨向内拉复位,一是可防止切开的地方再粘连长回去,二是可以把四头肌内侧头肌肉加强练好,可以预防术后半脱位复发,请参看以后BZY-A治疗仪电刺激股四头肌的专题介绍。

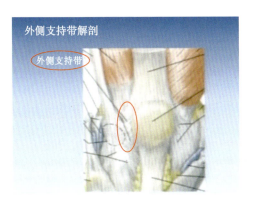

图14-50 支持带所在的部位

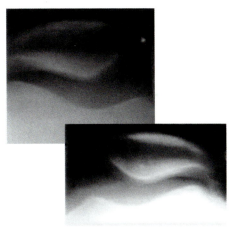

图14-51 髌骨外侧倾

崔教授又介绍了他治疗的1例患者,12岁的女孩,也是在活动以后膝关节疼痛。检查照相,叮以看髌骨软化症的表现和崔教授情况差不多。他说:"这样年龄段的患者,很容易被误诊为生长痛"。崔教授按照给自己治疗的方法给她做了外侧支持带松解,术后我们可以比较一下,看那个外侧的间隙原来很窄,做完以后马上就松开了(图14-52)。效果很好,崔教授说由于做得早,她会有非常好的结果。总体说来,髌骨软化症大家倾向于早期治疗,而且长期效果看起也是不错。

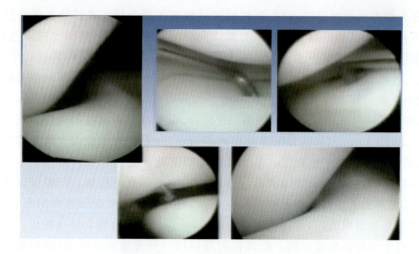

图 14-52 外侧支持带松解后,外侧间隙张开

(根据北京大学北医三院崔国庆教授提供资料整理)

第15章 足踝部疼痛

足踝部疼痛是骨科门诊临床常见病,有些来自踝足部本身,有些是全身或其他系统病症导致的足踝部疼痛综合征,有些病例需要骨科解决,更多的则需其他相关科室的治疗。足踝部疼痛潜藏着许多严重的问题,如糖尿病与脉管炎的足坏死,坏死早期,可先只表现为脚痛为主,行走时加重;痛风症可先出现大足趾上方的跖骨头处痛,足底痛等。常见的位于足底的足跟部痛症,它是足踝部疼痛的重要内容,好发于中老年人,尤其是运动员及肥胖者的病症。经常被笼统诊断为"跟痛症",这个诊断名词其实不很确切:足底部一些不同结构的病变,均可引起足跟痛,如跖筋膜炎、跟骨骨刺、跟腱炎和胫后肌腱炎等,虽然有相似的疼痛表现,但各有发病特点,需要仔细区分,才能正确治疗。

第一节 痛风症

痛风是由于嘌呤生物合成增加,尿酸产生过多或因尿酸排泄不良,引起血尿酸升高,形成结晶沉积在关节滑膜、滑囊、软骨及其他器官组织中,所致发作性炎性疼痛的疾病。足部,特别是第一跖趾关节处多见,在关节液和痛风石中可以找到有双折光性的单水尿酸钠结晶(图15-1),其实在全身各个部位均可沉积。可引起特征性急性关节炎、痛风石、间质性肾炎,严重者可见关节畸形和功能障碍,常伴尿酸性尿路结石;痛风病程较长的患者,有1/3左右可以发生肾脏并发症。可导致肾功能减退或引起肾绞痛。多见于体型肥胖的中老年男性和绝经期后妇女。随着生活水平的改善,患病率逐渐上升,所以,称为"富贵病"。肥胖、2型糖尿病、高脂血症、高血压病和痛风是一组经常并存的代谢紊乱综合征。

1. 痛风诊断　①多见于中老年男性,身体超重或肥胖者居多。反复发作的关节红肿热痛,可伴有畏寒发热、头痛、周身不适等全身症状。典型部位为第一足跖趾关节,其余踝、膝、指、掌、腕、肘关节,甚至耳郭部均可发生痛风石沉积(图15-2)。结石破溃后可溢出白色尿酸盐结晶。②检验检查,血尿酸一般大于 380mmol/L。③X 线片检查,可见早期急性关节炎,仅表现为软组织肿胀,随着病情的进展,与痛风石邻近的骨质可出现不规则或分叶状缺损,关节软骨缘破坏,关节面不规则并有骨质疏松改变。进入慢性期以破坏性关节变化为特征,可见关节间隙变窄,软骨下骨质有不规则或的穿凿样缺损,缺损边缘骨质可有增生反应(图15-3)。

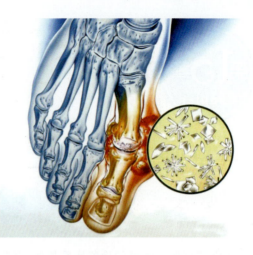

图 15-1 尿酸钠结晶

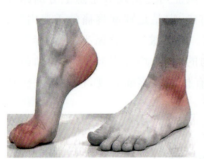 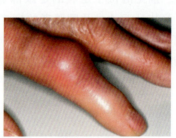 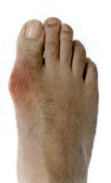

图 15-2 痛风可发生在四肢和全身各部位

2. 治疗方法:需要进行系统治疗。

(1)药物选择:内科医师主张,治疗急性痛风发作时需卧床休息。药物治疗:秋水仙碱 0.5μg/h,直至疼痛缓解或腹泻发生;镇痛药,如吲哚美辛 100μg/d,2～3 天;长期应用丙磺舒(羧苯磺胺)1～2g/d,以增加肾脏尿酸排泄。

鉴于人体中的嘌呤有 80%是自身合成的,20%是从外界的食物中摄取的,笔者在门诊治疗早期痛风病例的做法是:联合应用苯溴马隆(立加利仙,用以发挥它较强的排尿酸作用),配合用别嘌醇(用以抑制肝内的嘌呤合成),每周查血尿酸一次,直到连续 3 周皆正常后(即等待沉淀在体内尿酸足够排尽后),然后停用苯溴马隆,仅用别嘌醇,并逐渐减量到每天早上 0.1g(1片)维持,定期查血尿酸监控,随访观察病例(大都是家人、亲戚和朋友共 6 例)已 2～5 年,效果维持。近年推出既排

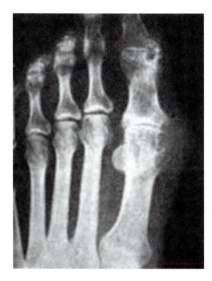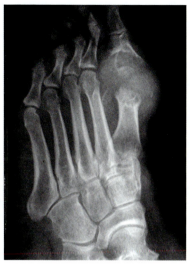

▶▶ 图 15-3　X 线片示尿酸结晶对骨质不规则的或穿凿样破坏

尿酸也抑制别嘌呤合成的新药非布司他。

（2）低嘌呤饮食：①不吃，动物内脏、浓汤类（如浓肉汤、火锅汤等），部分海鲜（如牡蛎、鱼、虾等）。②适量吃，禽肉（如鸡肉、鸭肉、鹅肉等）、畜肉（如牛肉、猪肉、羊肉等），部分鱼肉（如鲤鱼、鲫鱼等）。③多吃，蛋类、蔬菜、少糖水果。另外，多饮水，可以饮白开水、淡茶水、苏打水，每天饮水量 2000ml 以上。

（3）适当运动：不但有助于病情的恢复，也对预防痛风病的复发有帮助。

（4）减肥：痛风和肥胖都常伴有不良的生活饮食习惯，"减肥"是降低血尿酸水平一种有效的非药物疗法。体重指数（BMI）：测量身体肥胖程度，BMI（千克/每平米；kg/m^2）＝体重（kg）/[身高（m）]^2，是诊断肥胖症最重要的指标，痛风患者体重指数应控制在 $18.5 \sim 23.9 kg/m^2$。

第二节　跖筋膜炎

跖筋膜炎：跖筋膜是足底的重要结构，足跟跖肌的腱膜与足纵弓及跖趾关节关系密切，对维持正常足弓有重要意义，跖腱膜像足弓的弦，所以，跖筋膜也是生物力学负荷比较大的组织。是引起本病最主要的因素，跖趾关节背伸时跖腱膜最紧张，走路时跖趾关节反复屈伸，跖腱膜受到反复牵拉刺激，从生物力学观点，任何可能导致足底筋膜不正常拉力的因素，都可能导致筋膜附着处发生无菌性炎症（图 15-4），所以，肥胖、不当的和过度性运动劳损等情况，容易在足底跟骨附着部产生无菌性炎性损伤,诱发足跟痛。需要提醒患者注意的是痛风早期、类风湿等患者也容易有足跟痛。

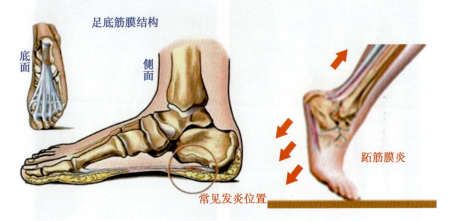

▶图 15-4　跖筋膜炎的解剖与力学原因

临床表现:患者常感到在足跟跖面的靠前部分足跟痛,特别是早上下床或久坐起身准备站起来再走的一瞬间,疼痛明显加剧。活动开了之后,疼痛可部分缓解,但长时间活动后又可加重症状。化验及 X 线片对诊断帮助不大。检查疼痛的部位在跟骨结节的前部,正好是跖腱膜的跟骨附着处,常有明显的压痛点(图 15-5),这是封闭治疗注射的靶点。

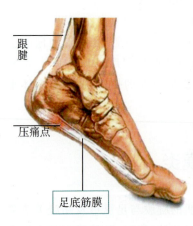

▶图 15-5　跖筋膜炎压痛点

治疗:①消炎镇痛药物,配合休息、温水泡脚有助跖筋膜炎康复。②减少足跟部的负担。穿有足弓承托垫的专业健康鞋,穿软底鞋;适当休息,减少走路,减肥也很重要。

附述两点:①如同时在跟骨前内方一点,有压痛,这是合并有胫后肌肌腱止点的无菌性炎症,疼痛有时可放射到内踝后侧,致有些文章造出有"足底脂肪垫劳损"的诊断(没有这个病)。②在给跖筋膜炎患照 X 线片时,常可见到跟骨骨刺,这是牵拉骨刺,不是疼痛的原因。理由是跖筋膜炎痛治好后,骨刺依然存在,没有必要给它另立诊断"户口"(图 15-6);更不能错误去将它手术切除,否则术后瘢痕会更痛。

第15章 足踝部疼痛

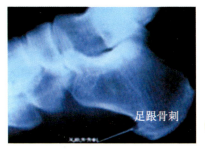
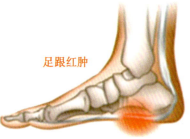

▶图 15-6 跟骨骨刺与跖筋膜炎

第三节 跟 腱 炎

跟腱由连接小腿后方肌群与跟骨的带状肌腱纤维组成,由于跟腱的横断面较肌组织小得多,约1:60(图 15-7),活动时张力通过肌肉收缩传递到跟腱时,跟腱负担的单位张力远高于肌肉。在运动不当,如过度跑跳,小腿腓肠肌和跟腱承受反复过度牵张力,长期慢性劳损积累,可形成局部无菌性炎症,导致跟腱炎。另外,突然增加锻炼的强度或频率也常会引起跟腱炎。

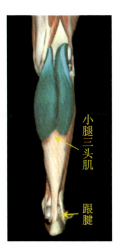

▶图 15-7 跟腱

治疗注意:服用喹诺酮类药物、血脂异常、风湿性关节炎、痛风等都可同时合并此病。有跟腱炎疼痛时,由于跟腱水肿,脆性明显增加,做跑跳动作需谨慎,跑跳很容易导致跟腱断裂。

第四节　胫骨后肌肌腱炎

胫骨后肌位于趾长屈肌和𧿹长屈肌之间,起自胫骨、腓骨和小腿间膜的后面,长腱经内踝之后,到足底内侧,止于舟骨粗隆和内侧、中间及外侧楔骨(肌腱发炎时痛常涉及足底靠内侧一片,常被误诊为"足底脂肪垫劳损")。不合适的运动鞋,穿缺乏足弓保护及避震的运动鞋,不能抵消足跟着力时的重复震动,不正确的运动姿势使下肢过度内收会增加足部内翻,因而增加了胫骨后肌的活动。足部过度内翻是胫骨内侧应力综合征的主要成因。肥胖及体能状况差等,跑步时下肢所受的力度是个人体重的数倍,所以体重过重的人特别容易患。治疗同足跟痛。

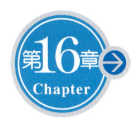

延缓衰老的脚步，减少老年病痛

虽然衰老是自然规律不以人的意志为转移，然而，延缓衰老的脚步，推迟衰老的到来，减少与衰老相关的老年病痛是完全可能的。那么，中老年人怎么才能延缓衰老让自己变得长寿呢？许多保健文章上讨论长寿标准时，都谈到中老年人要注意强壮肌肉，才能使自己更长寿。在临床实践中，发现相同年龄老年人，有的人活动依然敏捷，身体控制力和平衡力仍然很强，他们有一个共同点，就是都保持着比较结实的肌肉，所以能维持正常人体的生理曲线，姿态优美挺拔（图16-1）。而另一些老年人的情况则相反，表现为老态龙钟，他们具有几个明显共同点：驼背、平腰、走路摇晃、膝关节伸不直（图16-2）。老态形成根源主要由于维持脊柱和关节的肌肉

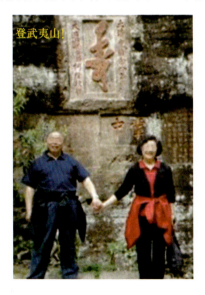

▶▶图16-1 健康老年人，健步攀登武夷山

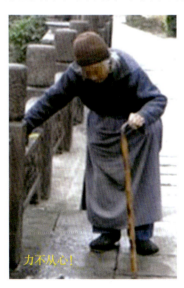

▶▶图16-2 老态龙钟，望山兴叹

衰弱,肌力平衡失调所致。他们虽然也"运动"了,但效果不显著,老年病仍然不断,腰背酸痛缠身。究其原因,一是没有针对性地进行肌群的平衡矫正锻炼,二是不知道如何选择锻炼方法。

第一节　想长寿的人要锻炼好肌肉

　　肌肉既是关节活动的动力,又是关节的稳定装置,肌肉无力不仅使关节的活动能力减弱,也使关节的稳定性遭到破坏,从而进一步加速了关节软骨的损伤。

　　1.锻炼肌肉的重要性　坚实的骨骼、强壮的肌肉、灵活的关节(特别在腰髋部)形成人体的"铁三角",承受人体最主要的重量和活动,其中肌肉对健康水平起着至关重要的作用。肌肉能强壮骨骼和关节,缺少肌肉力量,则使关节活动的动力和稳定关节的能力都会下降,会增加关节变形、退行性变、腰椎间盘膨出或脱出等的风险,从而加速人体的老态。肌肉较为强壮的人,衰老的速度较慢,人显得更加年轻。那么,如何评判肌肉的健康水平呢?走路、起立和站立穿裤子便可粗略判断一个人的肌肉健康水平。美国研究发现,如果一个70～79岁的老年人,能一口气不停地步行约500m,就说明其肌肉健康情况至少他还能活6年以上。让你起立,能马上从座椅上站起,不需手扶,说明你的股四头肌等肌力尚好(图16-3);65岁以后,还能站着穿裤子(只用于旁边有人保护时测试用,平时坐着穿裤子更安全),说明你的髋关节还稳定,臀中肌肌力尚可;脊柱仍然维持生理弯曲,说明腰背部的肌肉情况还可胜任。一旦发现肌肉的功能减退,应抓紧时间"亡羊补牢",立即加强相关肌肉锻炼,而且应注意全身均衡锻炼,老年人一样可练就全身匀称发达的肌肉(图16-4),不要一说到锻炼就只知道单一的走路,患上"痴迷走路综合征",据文献报道走路主要也只能锻炼大约13块肌肉。

　　2.肌肉与人体的新陈代谢关系密切　人体每块肌肉70%的含量在30岁以后将逐年流失,每年每块肌肉的含量丢失0.5%～1%;到70岁,人体的肌肉衰减约40%;所以有学者提出,"人过40,不但要存点钱,更应储存肌肉",这句话从医学上讲不无道理。与脂肪相比,肌肉具有更高的代谢率。所以,每块肌肉量的减少,会使人体新陈代谢率也随着下降,一年到头手脚冰凉,吃什么补药也没有用。保有一定量的肌肉,可以促进代谢,减少与代谢紊乱有关的慢性病,如动脉粥样硬化、血脂异常、糖尿病等的患病风险,有利于长寿;男性年轻时

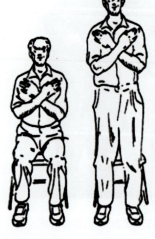

▶图16-3　起立自如

第16章　延缓衰老的脚步，减少老年病痛

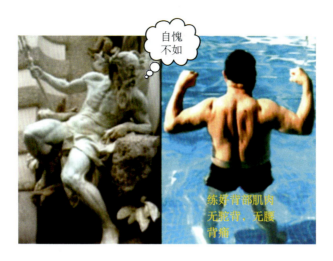

▶ 图16-4　年近80岁的老教授，综合锻炼（主要每天在办公室和家里练"协和健身椅子操"）练成全身匀称发达的肌肉

肌肉质量和力量好，雄激素睾酮较高；到了中年如果不锻炼，肌肉减少，雄激素水平也下降，会带来一系列的生理和心理问题。

第二节　如何打造一个有效延缓衰老的锻炼方法

锻炼身体，年轻人根据爱好有很多运动项目可供选择，而老年人锻炼的目的就是健康长寿。现实中许多老年人都面临选择锻炼方法的困惑，面对微信、影视和养生节目中，专家的讲座、大师的建议、洋人的演示，还有"祖传秘方"，展示出形形色色的锻炼方法，让人不知所从。今天练这一招、明日练那一式，无法获得真正效果。所以，在理论上宣传科学锻炼的知识，并打造一个有科学根据、简易可行的锻炼方法，既适合中老年人延缓衰老，减少老年病痛，也适于年轻人健身防病，是民众的要求，现实的呼唤！

1. 研究打造"协和健身椅子操"的经历　笔者在几十年临床实践里看到患者渴望得到一个健身防病的锻炼方法，念兹在兹，一直在探索建立一个科学有效的锻炼方法，在使用古今中外各家方法治疗患者时，认真观察各家疗法的优点及弊病，不断筛选它们的合理成分，并将其揉合在一起，去繁就简，用以建立我们自己的一套治疗方法，用于患者，与患者合作，收集患者反馈的信息，并通过亲身体验，逐渐建立基本上能锻炼全身主要肌肉、简易而有效的"协和健身椅子操"，这是应一新闻

媒体邀请去给患者播述腰背疼痛讲座时,该单位一位漫画家几笔勾画出笔者用以代替"小燕飞"的椅子操雏形(图16-5A),没想到这图颇受患者欢迎(患者捧场称为"叶氏椅子操"),纷纷到门诊向笔者索要;2009年,在西安市北医59届毕业50周年聚会上,笔者应邀在会议现场表演防治腰背痛的椅子操,许多老同学在会议期间,才短短练了1~2天就"立见成效",临别还再三嘱咐我要把它好好推广,不知哪位同学还传给笔者现场拍摄的几张照片,十分传神,帮助笔者完成了防治颈、胸、腰背痛和头晕的"协和健身椅子操"科普稿(图16-5B)。它含有"小燕飞"锻炼背伸肌原理,而去除了其在锻炼时会加重腰肌疼痛的缺点;能全面锻炼颈、胸、腰背的伸肌群,可有效防治同背部这些肌群的肌力失衡时带来的腰背痛病(已在前面各章分别论述,它吸收了"爬墙操""抡膀子"展开肩关节治疗肩周炎因素,增设上举、外展和旋转肩关节动作;加进了"外撇"髋关节练臀中肌和增加股骨颈应力刺激,使之强壮预防股骨颈骨折的要素;引入了Kummeld及Steiner推荐的30°位屈伸膝锻炼法,加入了膝关节伸直绷劲动作,有重点加强股四头肌内侧头作用。"协和健身椅子操"集中了各家优点于一身,能较为全面、均匀地锻炼全身肌肉,坐在椅子上进行锻炼,不会加重关节磨损负担,不易发生运动损伤,而消耗能量不亚于室外步行锻炼,并能全面满足了延缓"老态相关核心肌群"的锻炼要求,在笔者近20年的临床应用中,验证了它对治愈头晕、肩周炎、枕大神经痛、驼背、腰肌劳损、术后腰肌康复和膝关节疼痛等的效果,患者很容易掌握,有很好的辅助治疗作用。

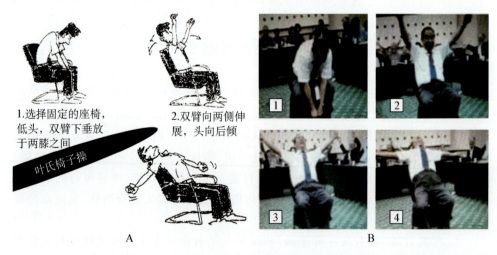

图16-5 "协和健身椅子操"建立过程

A. 早期漫画家几笔勾画的椅子操;B. 2009年在西安市北医老同学拍摄的椅子操

80岁"虎翁",近几年主要坚持每天练"协和健身椅子操"健身,练就全身匀称发达肌肉,堪比少林武僧(图16-6,图16-7)!

第16章 延缓衰老的脚步，减少老年病痛

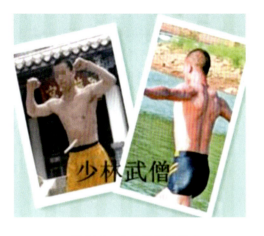

▶图 16-6 少林武僧秀肌肉

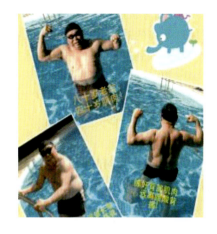

▶图 16-7 80岁"虎翁"2017年秀健美身影

2."协和健身椅子操"锻炼全身肌肉的机制 椅子操，只需有一把好的椅子，就可以随时、随地锻炼，符合中老年人"锻炼肌肉，保护关节"的原则，不会给腰膝关节带来负重损伤，不受气候影响，是一种经济、安全、适宜长期坚持的运动形式，做法很简单，就像坐在椅子上练"打挺"动作。现在我们先将它的各个步骤的功效介绍一下，即每个动作是主要锻炼哪几块肌肉，防治哪些病的，当您全面了解它的治疗机制后，就会感到这个看似"简单"的椅子操，功效不简单。"协和健身椅子操"已在临床应用20多年，救治了大批患者。

(1) 起式：坐在一个牢固的椅子上，向前弯腰放松（图16-5）。

(2) 用力上举上肢，同时用力绷直双膝（此联合动作可练肩部肌肉，防治肩周炎；练股四头肌防治髌骨软化症、膝痛）（图16-6）。

(3) 头颈轻柔后仰，同时向后伸展胸腰椎，至背部紧贴椅子背时，以椅靠背为支点，连贯进行3个动作：上臂用力张开、合拢，重复扩胸两次，同步外撇双下肢、外展髋关节两次，在扩胸时双足跟点地，借扩胸力向上挺腹至臀部抬起稍离开椅子面（此三联动作，同时锻炼颈、肩、胸肌、腰肌、腰-骶部背部肌肉、臀中肌和股四头肌。防治颈椎病、枕大神经痛头晕、腰痛；防治肩周炎、胸背肌纤维质炎（菱形肌筋膜炎）；锻炼臀中肌，预防股骨颈骨折；锻炼股四头肌，矫治髌骨软化症（图16-7，参阅各病相关章节中的详细论述）。严重颈椎病者慎用，因颈部后伸时，因韧带皱缩会加重颈椎管狭窄。

(4) 用力合拢双上肢与下肢，收缩腹直肌向前弯腰归位（图16-8～图16-10，有助于减少腹部脂肪）。(1)～(3)为完成了一个锻炼单元，应在弯腰归位（图16-11）后，放松休息5～6秒，再重复上述动作，这样来回做，两次间隔5～6秒，以避免运动疲劳痛（刚开始锻炼时，有时病变部位会有点痛，不要误认为是"练伤了"而放弃

治疗）。特别有腰肌劳损者开始锻炼会有些疼痛，要继续坚持，记住必须要经历由轻度痛到不痛的过程，"不痛就没有收获"，痛会越练越轻，练 10 次左右后；大多数患者会马上感到轻松多了。它比练"小燕飞"操好做，容易坚持。每天练 2～3 次，每次 20～30 分钟（老年人，可在 10～15 天时间慢慢达到此标准）。感觉累了，中间可以稍稍歇一会儿，办公室白领工作 1 小时后，能锻炼 2～3 分钟让背肌休息片刻，能有效的防治腰背痛。

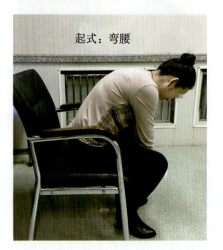

▸ 图 16-8　起式

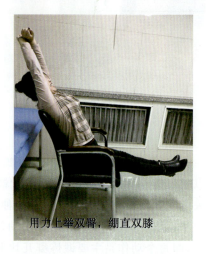

▸ 图 16-9　上举上肢，绷直双膝

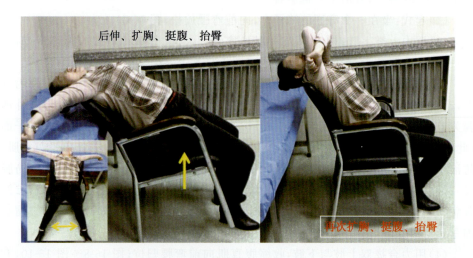

▸ 图 16-10　四联动作：扩胸、挺腹、抬臀，并重复一次亦可在扩胸时外撇双髋练臀中肌（小图）

第16章 延缓衰老的脚步，减少老年病痛

对于一些年老体弱者,可从简单基础操做起,背靠椅子后背,双手扶椅子两侧把手,练习做向前挺腹——回落动作,间隔5秒后再重复做,每天练2～3次,每次10～15分钟(图16-12)。有了基础之后,再转练上述标准椅子操练法。注意不能站着练,以免损伤椅间盘(图16-13)!

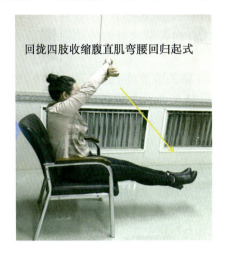

▶ 图16-11 弯腰归位

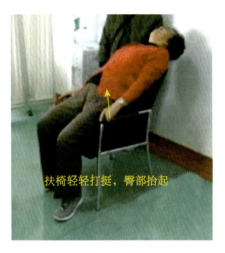

▶ 图16-12 体弱者基础操

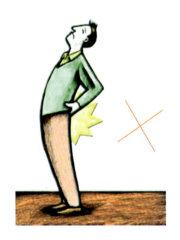

▶ 图16-13 注意不能站着练,以免腰部应力集中损伤椅间盘

第三节　如何在锻炼肌肉同时减少关节损伤

老年人锻炼总的原则是"锻炼肌肉，休息关节"。要选择科学、适当、稳妥的锻炼方式；不要跑步、爬山，不要做关节负重太多、有损关节软骨的运动，而需适当锻炼。

1. 减少关节外加运动损伤　如老年人已有膝关节疼痛，应尽量少走路，多在家里练股四头肌。根据研究统计：人们躺下时，膝关节的负重几乎是0；站起来和走路的时候，膝关节的负重增加1~2倍；上下坡或上下楼梯时，膝关节的负重增加3~4倍；跑步时，膝关节的负重增加4倍；蹲和跪时，膝关节的负重大约是8倍。这些数字告诉我们，老年人特别是已有关节炎的患者，应节约使用膝关节，减少增加膝关节负担的运动，尤其是上下楼梯和爬山，凡是需要有膝关节半蹲35°~50°和旋转膝关节的活动，均应避免，它会增加髌股关节磨损。老年人使用拐杖可以减轻膝关节承受的一部分压力，增加关节的稳定性。有人错误宣染"走能磨掉骨刺"，这是荒谬的，其实骨关节病的根本病因是关节软骨磨损退化，表现为关节炎症，盲目锻炼，可能加重磨损伤害程度。成年人软骨的结构已经固定，有一定的使用寿命，磨掉了不能修复，加重病情。当关节退变达到一定的程度时，人就会感到关节僵硬、肿胀、疼痛等不适。一些爱好体育运动的中老年朋友，经常爬山、跑步、上下楼梯，发生关节积液，骨折和疼痛的比例很高，这些锻炼固然可以改善心肺功能，但同时也在加速关节的磨损和老化。所以对老年人而言，尽量进行关节负担小的运动，可做坐位或卧位的健身操。今天看来，"生命在于运动"只说对一半。应该说：生命在于科学运动。

2. 要防止老年人摔跤　俗话说老年人怕跌，因摔跤可致骨折和关节损伤或其他器官损伤，摔跤后大伤元气。全身健康状态明显受到打击，所以防止老年人摔跤，是保障老年人幸福健康生活之要务。

老年人摔跤的原因大致可分内因和外因两种，要采取针对性的"内修外防"措施。

(1) 内修：就是要采取合适措施，防治骨质疏松；现在大家对补钙比较重视了，但如何让摄入的钙去增强骨质，却知之甚少，本书第7章第二节中论述过，为什么患者一直用着钙治疗，骨质疏松照样发展的问题时，曾指出，吃钙不锻炼等于白吃，钙主要只沉淀在锻炼着的骨骼上；容易忽视的另一情况是老年人因消化吸收功能差，而常有低蛋白血症，加重骨的脆性，所以除了药疗外，还需要进行锻炼、食疗。

(2) 外防：就是防外伤、防跌跤，首先要了解跌跤的身体外部和内在原因。

① 内因：自身老化的特点，肌肉和骨骼是人体保持步态平稳、维持各种工作和运动姿势的重要器官，人到中老年以后，肌肉和骨骼开始老化。肌肉：年龄过了40

第16章 延缓衰老的脚步，减少老年病痛

岁,肌肉开始以每年0.5%~2%的速度减少。骨骼:年龄35岁,骨骼开始衰老,年龄超过40岁后,骨骼的生成保持不变,但的吸收却增加,加上关节软骨磨损,韧带老化,柔韧性下降,关节腔的滑液分泌减少,关节周围组织由于炎症等发生纤维粘连等,使老年人活动时常会感到关节发僵,同时腿脚和大脑间指令配合的准确性和传导速度都有所下降,不像年轻时那样默契了,以致动作缓慢,不稳,反应迟钝,容易摔倒。为此,要调整日常生活和运动方式,量力而行,坚持稳中求进,保持步态平稳、慢走,要站稳后再转向,不做技巧性很强的运动,不做倒立,倒着走路。

②外因:老年人少外出话动,特别在雨雪天,不去光亮不足、路况不熟、路面不平的地方走路锻炼。笔者在急诊室见到老年人跌跤骨折,半数以上是在外出走路或上下楼梯时发生的。

第四节 如何预防老年人容易发生的三种骨折

练好与"老态相关三组核心肌群",可提高脊柱和髋与膝肌群的灵敏性、柔韧性、平衡能力以及本体感觉[是指肌、腱、关节等运动器官本身在不同状态(运动或静止)时产生的感觉]功能,老年人的稳定性、平衡性和协调性随之增加,不仅腰背痛得到缓解,延缓了老态的形成,还可以预防或减少老年人最常见三种骨折:脊椎压缩性骨折、桡骨下段骨折和股骨颈骨折(图16-14)。中老年人大都有不同程度的脊柱骨质疏松。背肌没有练好就会出现驼背,重力线前移,脊柱椎体特别是胸腰段椎体前缘承受过多压力。稍微摔跤,即可造成脊椎压缩性骨折;臀中肌功能减退后,髋关节失稳,走路摇摇晃晃,一不小心就会侧歪摔倒,就可发生股骨颈骨折。股四头肌特别是股四头肌内侧头萎缩、肌力减弱后,易打软腿,膝关节一软即可向前趴倒地,双手撑地,极易引起桡骨下段骨折。老年人请注意进行此三组肌肉的重点锻炼,以防患未然,仅仅溜弯儿是非常不够的。切莫听信"走路能治百病"的过度宣传。如何练好与"老态相关三组核心肌群"? 前面相关章节已略有论述,这里从骨折发生机制重点梳理一下。

1. 预防桡骨远端骨折(Colles骨折) 中老年人膝关节疼痛、不稳时,不仅步态蹒跚,老态毕露,而且在膝关节疼痛时,患者膝部的肌肉就会保护性地反应停止收缩,膝关节很容易腿发软一下就没劲了(俗称打软腿),使患者前扑倒地,双手撑在地上,发生桡骨远端骨折(Colles骨折),这主要是由股四头肌萎缩和功能失调造成的。股四头肌尤其是股四头肌内侧头,更是人们日常活动中的主力之一,是防止"老年步态"重要的肌肉。因为任何膝关节损伤疼痛导致股四头肌萎缩时,最先出现萎缩的是股四头肌内侧头,它是膝关节最后30°伸直和过伸5°锁紧膝关节、稳定膝关节的重要肌肉。这块肌肉萎缩时,将导致膝关节力量平衡、髌骨稳定性等多方

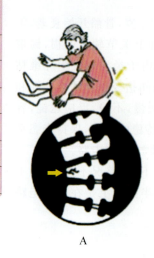
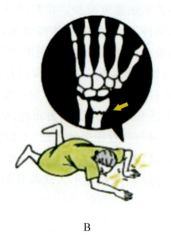
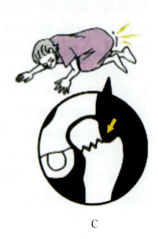

>> 图 16-14　常见老年人三种骨折
A. 脊椎压缩骨折；B. 桡骨下段骨折；C. 股骨颈骨折

面的功能失衡，使膝关节不能完全伸直，髌骨向外半脱位或倾斜加重，磨损加剧；反过来进一步加重膝关节疼痛、跛行，形成恶性循环，容易发生"打软腿"摔跤骨折。所以，加强股四头肌锻炼、维持它的正常功能和力量是非常重要的。正常年轻人或膝关节还较正常的中老年人，股四头肌的锻炼方法很多。如踝部挂沙袋的直腿抬高锻炼、绷膝、骑自行车等；少林寺武僧和特殊运动员经常用来加强整个股四头肌耐力的"静蹲""站桩"；我们日常生活活动，如上楼、下楼、蹲起等都是锻炼。然而，也有不少中老年人练完后膝关节更痛了。这是由于许多中老年人，已经患有膝骨性关节炎或髌骨软化症了，就不适宜完全生搬硬套年轻人和运动员的那些锻炼膝关节耐力的锻炼动作，否则可能会适得其反，如对于合并髌骨软化症患者，膝打软主要是由于股四头肌内侧头明显萎缩，只简单让患者练直腿抬起锻炼或坐位抬腿操（图 16-15，图 16-16）就不够了，因为这是股四头肌四个头一起锻炼、一起强壮，有一定效果。然而，却不能矫正因股四头肌内侧头力弱产生的股四头肌四个头的不平衡牵拉，最后 30°伸直膝关节和反屈 5°锁紧膝关节力量仍不足，造成髌骨软化症发病的根本原因也没有解决，所以效果较差。为此，要给股四头肌内侧头"吃小灶"，如加练 Kummeld 及 Steiner 推荐的 30°位屈伸膝关节锻炼股四头肌——绷膝操（图 16-17，图 16-18），膝关节严重

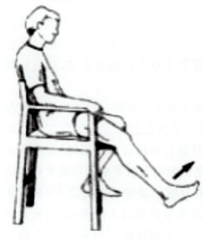

>> 图 16-15　坐位直腿抬起锻炼

第16章 延缓衰老的脚步,减少老年病痛

伸不直患者应在膝关节上方加放 2.5～3kg 沙袋锻炼(图 16-19)。这些都是以选择性锻炼股四头肌内侧头为主的体操,但配合选择性电刺激锻炼股四头肌内侧头,是最强的治疗方法。

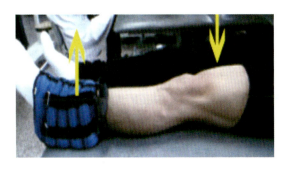

▸ 图 16-16 卧位足背加沙袋的抬腿操

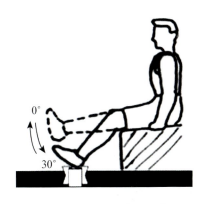

▸ 图 16-17 30°位屈伸膝关节锻炼

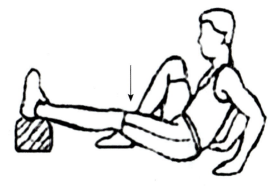

▸ 图 16-18 30°屈膝位向下绷膝

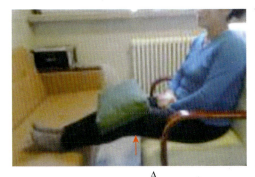

▸ 图 16-19 膝上方加放 2.5～3kg 沙袋屈膝 30°位向下绷膝锻炼法

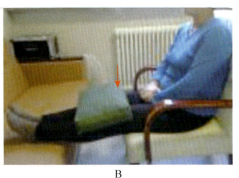

2. 预防胸腰段脊柱压缩性骨折　骨质疏松压缩性骨折,特别容易发生在有驼背的中老年妇女(图 16-20),驼背并非是一种年龄大了的必然现象,而是由于是背部肌力下降,许多人年轻时,不注意调控颈部肌力失衡,使颈后部肌肉萎缩,伸直颈的功能下降、平衡失调,就造成颈椎前倾,胸椎随之前弯,逐渐由不能昂首发展到不能挺胸,就出现了驼背。驼背造成人体重力线前移又容易引起胸椎体前方特别是胸腰段骨质疏松发生压缩性骨折,严重时,轻微摔跤就可能发生脊椎压缩骨折。使驼背和腰背疼痛加重。当中老年妇女人变矮、胸部后凸(圆背畸形)加重时,人们不应对出现的这种轻度驼背不予重视,实际上已经在脊椎内发生了骨小梁骨折和脊椎的压缩骨折了,所以老年人变矮、圆背畸形逐年加重时,千万不要错误认为年龄大了就这样了,是老年妇女人人一样的必然现象,这是可以预防的,就是发生了脊椎压缩骨折,努力锻炼矫正,仍可一定程度矫正和缓解疼痛,只要你能在吃治疗骨质疏松症的药同时,能天天坚持做"五点支撑的仰卧挺腹操""协和健身椅子操"(附下面 2 例报告)。

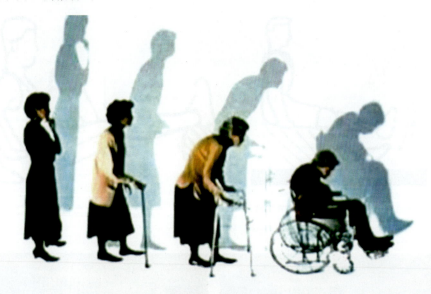

▶图 16-20　驼背逐年发展

病例 1:女,77 岁,笔者大学同学,深圳某医院内科主任医师。2017 年 11 月因近年出现"后背寒冷"(其实这是背部肌肉有无菌性炎症表现),开始天天坚持做"五点支撑的仰卧挺腹操""协和健身椅子操"。2018 年 3 月给笔者发微信"坚持做你教的操,前天去查体,身高比去年不降,还长高了 1.5cm,背挺直起来了。"(驼背还练回来,足见她的坚持锻炼的毅力)。

病例 2:女,82 岁,笔者初中同学。2016 年 10 月,因骨质疏松,脊椎胸$_{12}$至腰$_1$

第16章 延缓衰老的脚步,减少老年病痛

压缩骨折,疼痛卧床20多天,痛苦不堪,在床上打长途电话向我"诀别":"老同学,我要走了"!笔者了解情况后,联上微信,远程指导治疗:扶他林25mg,每日3次,饭前服用;降钙素(蜜钙息)500单位肌内注射,每日1次,连用3周;背部痛的部位,贴麝香壮骨膏(图16-21)(根据笔者经验,胸腰骨折患者,常合并软组织劳损)天天坚持做"五点支撑的仰卧挺腹操"和"协和健身椅子操"(发图和录像指导)并鼓励她:"咬着牙!坚持做,10天内我让您站起来",结果第8天就下地了,继续天天坚持做,疼痛逐渐消失,MRI检查驼背骨折有修复好转(图16-22,图16-23),半年后能坐大巴外出旅游了;图16-24是1年后笔者回老家与老同学聚会时的合影,右一为康复后的患者。

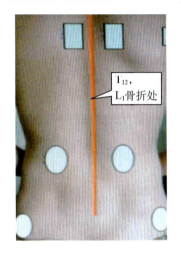

图16-21 贴药膏部位

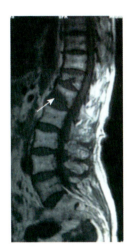

图16-22 治疗前

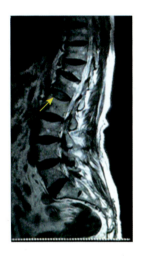

图16-23 治疗后骨折有修复好转

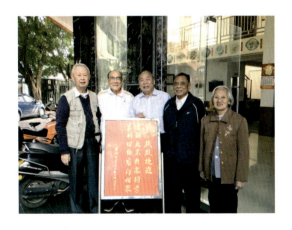

图16-24 右1为脊柱骨折女同学治疗康复后

3. 预防股骨颈骨折 已在第 12 章第五节中详述,在此要强调二点:①防治骨质疏松补钙时,要懂得如何让摄入的钙去增强骨质,钙主要只沉淀在锻炼着的骨骼上,吃钙不锻炼等于白吃;补品没有用,电视广告中那些名(艺)人在表演吃了补药如何强身健骨,全是忽悠人的,容易忽视的另一情况是老年人常有低蛋白血症,加重骨的脆性,所以除了吃钙片外,还需要进行锻炼、饮食疗法,每天牛奶(或酸奶)和 1 个鸡蛋,每周吃 2 次鲜鱼。②要懂得如何保持髋关节的稳定性和股骨的坚强度,臀中肌是防止老态骨折特别重要的肌肉。过去对它的锻炼重视不够,而平时一般运动又很不容易锻炼到它,需做特殊外展撤腿动作;可扶着椅背或小树进行外撇腿运动(图 16-25)。在外展撤腿动作时,拮抗肌会沿着股骨干向股骨颈传送压缩应力,可加强股骨颈强度和局部钙沉着,有助于防止股骨颈骨质疏松性,"协和健身椅子操"中也包含外撒髋锻炼臀中肌的成分(参阅本章第二节及图 16-19)。

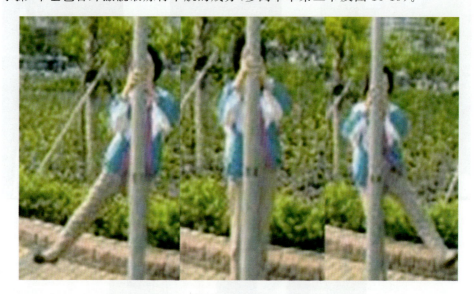

▶▶ 图 16-25 外撇脚练髋关节臀中肌

第五节　走步有利有弊,对老年人的威胁应晓得

自新加坡保健局 2009 年推广轻快步行计划以来,越来越多的中国人成为日走 1 万步保健的支持者,为什么走 1 万步,不是 1.5 万步? 或是 2 万步? 日走 1 万步是日本推广计步器(pedometer)推销员推销搞的,20 世纪 60 年代,日本一家保健产品公司推出万步计,认为日走 4000 步增加到 1 万步,相当于消耗 500 卡路里的

第16章　延缓衰老的脚步，减少老年病痛

热量，步行确实有助于健康，有益于减轻相关疾病风险，如高血压、高血糖、高血脂、心血管硬化、卒中（中风）等常见病。然而，新加坡国立大学福尔克也说，正式的体育活动建议中并没有指定非要走1万步，更强调的是运动量，认为任何运动量都对健康有益处。成年人每周做2.5小时的中等强度运动量，将它转换成步数，相等于每日7000～8000步。福尔克说，每周做150分钟的中等强度运动，要求每次运动至少10分钟才发挥效益。运动量的标准因人而异，中等强度运动指的是，运动时呼吸和心跳明显加快，但运动中还能保持说话。至于选择哪些运动，则根据个人体能、年龄及身体有无某些病痛而定。对于不常运动的人来说，健走、打网球、跳舞、做家务等都属于"中等强度运动"。然而，最近1年多的时间里，不断传来笔者的老同学、老朋友不幸受伤的消息，不完全统计：3位股骨颈骨折，3位膝关节积液，2位脊柱压缩性骨折，1位摔跤面部挫伤、肋骨骨折，1位摔跤颅内慢性血肿手术，令笔者忧心忡忡，内心很受伤。他们都是出去散步或健步走时伤到的，人老了，腿脚不太灵活了，锻炼方法很多，何必痴迷走路？"一条路走到黑"！走路确是一种比较好的运动方式，宣传走路好处的又都是"大师"或是搞心脏的"大咖"，造成的影响较大。但把走路看成能治百病，错了，不要忽视了这一事实，就是任何运动量相同的活动，都对人体有同样好处。况且，有学者研究，"走路"只可使约13块（组）肌肉得到锻炼。选择运动方式，要因人而异，走路治不了腰背痛，这是肯定的，而且走多了反而对骨关节不利。最近有人引用《美国骨科与运动物理治疗杂志》资料：健身跑的人们关节炎发生率仅为3.5%，而久坐不动人群的关节炎发生率却为10.2%。因此，得出结论是"健身跑有益于关节健康"。这个结论是错的。但这资料很有用，它再次证明久坐不动对关节软骨损伤比走路严重，因为静坐屈膝，使髌股关节压力增加，并影响关节液流动，影响软骨营养，伤害软骨比走路就更为严重。然而，这并不等于走路不伤膝关节，这两种情况都伤膝关节。笔者的3位老朋友的膝关节积液就是走出来的，有膝关节退变的老年人，少走！所以，今天我们在这里谈谈走步弊病，不是反对走路锻炼，而是想让中老年人趋利避害，我们在天气好时，也可经常出去走走，锻炼身体，陶冶身心，但不能痴迷地带着计步器，不管好天坏天、白天黑夜，非要每天走它个一万八千步的。雾霾天里，笔者就不想到外面去当"吸尘器"，在家客厅里"坐着""躺着"做各种体操锻炼，只要运动量足够，同样可以达到全身锻炼的目的，包括"协和健身椅子操"，既不增加膝关节的负重，还可使膝关节四周的肌肉、韧带得到更好锻炼，又能使全身肌肉强壮更加均衡，同样能使心肺等多器官功能得到锻炼效果，何乐而不为。

第六节　谨防老年人排便时受伤和猝死

厕所是老年人最危险的地方，美国疾病控制与预防中心的研究数据证实，美国

每年大约有23.5万人在厕所里发生意外。在我国,厕所则是急救人员最常"出入"的救援地点,近一半人是在大小便时受伤的。北京急救中心透露,每年有相当数量中老年人是从厕所直接抬上救护车的。下边介绍一些危险因素和防治常识。

1. 便秘猝死,威胁最大　每年排便猝死的人有多少,无人统计,但排便猝死的知名人士、名艺人、大企业家比比皆是,我国某相声表演艺术家就因用力排便,诱发了急性左侧心力衰竭,结果在厕所中意外逝世。笔者就有两个老同学死在厕所里。老年人大多有便秘,排便太用力诱发猝死,是因为用力屏气排便时,腹壁肌和膈肌强烈收缩,使腹压增高,血压骤升可导致脑出血,心肌耗氧量的增加,可诱发心绞痛、心肌梗死及严重的心律失常,两者都可能造成猝死。所以老年人要防便秘,除了饮食要注意外,下边还将另文介绍两种非常有用的帮助排便的体操。

2. 起身太快致头晕、心脑缺血　65岁以上的老年人尤其是80岁以上的老年人,坐下或离开马桶的动作都有危险,心脑血管病患者如果蹲厕排便后快速站立,或高血压患者尿急匆忙起身拿尿壶,或起床走就奔向厕所,结果诱发短暂性脑缺血,发生头晕,摔倒不起。马桶边上应为老年人安个扶手,睡前,床头放一个有尿壶(盆,瓶)的凳子,老年人自己要慢慢行动,宁可尿裤子也不着急跑。

3. 憋尿太久后突然排尿也会有危险　因为会使迷走神经变得过度兴奋,同时排空膀胱过快,血液往下走,促使血压降低、心率减慢,脑供血不足,从而诱发排尿性晕厥。晕厥后,如果患者没有得到及时救治,就很可能有生命危险。憋尿太久后排尿时,动作一定要慢,不要着急一下子用力排完,最好不要憋尿,如果憋得太久,男性最好不要站立排尿。

4. 掌握排便的生理和力学规律,养成科学的排便习惯和排便动作　大家不要把上厕所排便当成一件简单的事,要研究排便的大道理,才能趋利避害。笔者记得在大学学习生理的时候,讲过粪便的形成和发生,需要有几个因素:第一,要吃饭,饭后胃肠内有东西才会刺激十二指肠产生十二指肠、结肠蠕动冲,逐渐将肠内容物挤向肛门,很多人饭后都有便意,就是这个道理。第二,要有腹压,腹部得有压力才能将肠内容物挤向肛门,老年人活动少,腹压减少,而且老年人乙状结肠退化弯曲度加大和直肠连接处角度加大,变得不那么通畅。了解这些解剖生理学知识,才能领悟笔者以下介绍排便方法的科学性和必要性。

(1)吃富含纤维素的食物:食物里面含有的纤维素是刺激肠道蠕动的一要素,老年人饮食不要太精细,应该多吃一点含高纤维素的食物,像白薯、香蕉、芹菜等,对缓解便秘有好处。

(2)增加腹压:正常人有很多活动会运动腹肌产生腹压;老年人或卧床患者,腹肌的运动少了,腹压也就减少了,这就需要有意做一些增加腹压的动作,做仰卧起坐有助于增加腹压排便,老年人体力不够,平卧位起不来,可以在沙发上斜靠坐着或斜卧位或靠在叠好的被子上坐着(参阅第10章第五节图10-19);"协和健身椅子

第16章 延缓衰老的脚步，减少老年病痛

操"做时也有增加腹压成分。

（3）"摇曳排便操"：笔者根据老年人乙状结肠退化、疏松，弯度加大，乙状结肠和直肠的连接不像年轻时那样通畅，设计出排便时坐在马桶上有规律的慢慢做前俯后仰45°左右的"摇曳排便操"，在摇动中后伸时憋气鼓肚子，发出"唔！"的声声，产生腹压将排便挤向肛门；然后向前弯腰时，发出"哈！"的一声吐气，立即释放压力，以免影响心脑血管，在摇曳过程中，原本勒住直肠防止大便失禁的耻骨肌，会随着后伸时放松（图16-26），乙状结肠和直肠连接立即变得通畅，很容易在你发出"唔！"的一声用力憋劲时，使大便应声"夺（肛）门而出"（图16-27）。"摇曳排便操"是笔者根据生理和力学原理，设计来辅助解决便秘用的，很有帮助。平常在排便时就注意做一做"摇曳排便操"，因为经常去做，就在大脑中形成了记忆（又称大脑皮质条件反射，即"习以为常"），坐在马桶上摇曳10~20下，即能开始排便。建议老年人，特别是患有高血压的老年人，在平时就开始锻炼，在大脑中形成条件反射记忆。有长期便秘史者，开始几天，可配合在如厕前用些润肠药物，以避免排便时太用力。希望有更多人体验，养成"摇曳十下八下"就能排便的习惯，将使老年人减少日后一个危及生命的威胁。

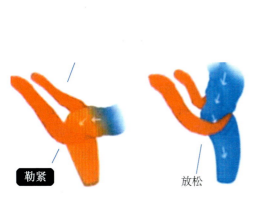

▸ 图16-26 耻骨肌的功能变换

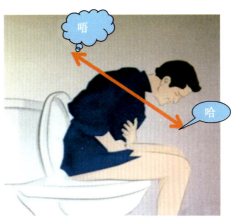

▸ 图16-27 按箭头所示向前向后摇曳并配合憋腹压及吐气

BZY电刺激生物反馈疗法对肌肉疼痛的治疗机制

肌肉电刺激生物反馈（EMG biofeedback）疗法，也称电刺激技术，是指通过电脉冲代替大脑发出的神经冲动，使肌肉产生收缩的方法。其目的是增强肌肉力量，促进局部肌肉疲劳的恢复，以及肌肉和软组织损伤的康复与治疗患者病痛的方法。电刺激治疗机制已有很多文献报道，其增加肌力的机制与神经因素、肌肉形态和组织化学等方面改变有关，通过电刺激可以激活三磷腺苷（ATP），保留肌肉中糖原含量，节省肌内的蛋白质消耗。相关文献还报道，电刺激可以改变肌肉细胞内的钙离子代谢，影响神经-肌肉接头的化学传递功能。"当骨骼肌受到刺激后，肌浆网中大量的钙将释放出来，细胞外的钙离子进入细胞内，细胞液中的钙离子浓度增加产生肌肉收缩，然后又在钙泵的作用下，使肌肉内钙离子排出到细胞外，产生肌肉舒张，整个过程迅速而短暂"，可防治由于不对称应力引起的疲劳作用。规律性收缩和舒张，还可促进静脉和淋巴回流。电刺激训练的恢复程序是：一次收缩与一次放松交替进行。研究报道，电刺激时的股四头肌收缩时，血流量值明显高于安静时，加快血液循环和新陈代谢，促进营养物质的吸收，可以改善局部的代谢和营养，加快运动后的恢复速度；电刺激恢复作用能渗透到深层肌纤维，使肌群两端的骨附着点与肌肉同时参与做功，加速肌腱部位恢复，有利于保留肌肉中的结缔组织正常功能。抑制肌肉纤维化，防止肌组织变短和硬化，减轻肌肉的萎缩或使之复壮。

本书常提到的BZY治疗仪属于低频医用治疗仪，是我国自行研发的，用以缓解因长时间不正确的工作或劳动姿势的过度牵张收缩，所致骨骼肌反射性肌肉兴奋性增高，而产生的痉挛、疼痛，治疗时可调控相关肌肉规律性收缩和舒张，使痉挛的肌肉松弛，让患者能亲身体验治疗后疼痛和疲劳减轻的效果。本疗法既可作为一种独立疗法，也可与其他疗法联用，还可作为功能矫正器应用（如矫正脊柱侧弯畸形），更可用于根据运动员某种运动动作，选择性强壮训练某一组肌肉。虽然电

第17章 BZY电刺激生物反馈疗法对肌肉疼痛的治疗机制

刺激只作用于体表和局部,不影响身体其他部位和脏器。但放有心血管支架患者,为了避嫌不建议使用。

第一节 BZY-A 低频治疗仪的研发过程及用途

BZY-A 低频治疗仪是笔者于 1989 年和中国医学科学院仪器研究所共同研发《双通道脊柱侧弯治疗仪》(获国家实用新型专利)的基础上升级改造而成的,它提高了刺激强度和治疗功能,在医师指导下用以治疗髌骨软化症疗效明显,还对肌力失衡引起的肌肉无菌性炎症,有良好的调控治疗作用;能配合塑料支具疗法,治疗儿童脊柱侧弯。

低频治疗仪设备型号:BZY-A。注册号:京药监械(准)字 2914 第 2260414。号专利号:201120218916.6。

低频治疗仪主要技术参数与功能:① 输入电源,AC220V,50Hz/DC 7.7V(内部电源,可充电);适配器输出电压,DC 9V。②输入功率,<20VA。③脉冲频率,22Hz±2Hz(每通道脉冲频率)。④两通道输出交替时间,5~6 秒。⑤脉冲幅度,输出脉冲峰-峰值小于 400V,分为 99 档断续可调;每一增量电压有效值不大于 1V。⑥脉冲宽度,0.2 毫秒±0.05 毫秒。

BZY 系列低频治疗仪分为 BZY-A 型单模块治疗仪和 BZY-B 型双模块治疗仪。有双通道、四通道、八通道和微型等多种型号(图 17-1)。

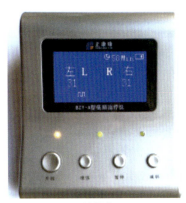
双通道

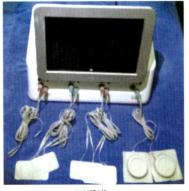
四通道

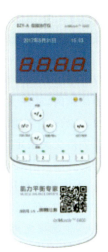
微型

图 17-1 BZY 系列低频治疗仪

第二节　BZY 系列低频治疗仪的治疗机制

BZY 系列低频治疗仪利用生物力学和电生理原理研制而成(电刺激的治疗机制前已做过综述)。根据人体横纹肌在间隔 5 秒轮替收缩和舒张一次，既可增强肌力又不致发生疲劳的特点(目前市面上有各种治疗仪都不是这个原理，也挂着"低频治疗仪"的牌子，但使用时 1~2 秒蹦跳 1 下；或仅有麻酥酥颤动，根本没有治疗作用)，用 BZY 低频治疗仪治疗时，通过体表电极板每隔 5 秒向治疗的肌内侧输送可调矩形刺激波，使此处萎缩肌肉收缩锻炼而强壮，可牵拉脱位髌骨回到较正常的位置，通过肌肉有规律地收缩可使肌肉附着点无菌性炎症渗出物弥散，减少局部刺激，缓解疼痛，肌肉合理地收缩和舒张，有利减轻肌的疲劳和痉挛，从而达到治疗目的。通过电刺激治疗，肌肉收缩能力提高，即收缩时产生的张力和缩短程度，以及缩短的速度都会提高。本仪器适于患者在医师指导下，自行治疗许多肌肉关节痛的病变。

第三节　BZY-A 低频治疗仪的安装及使用

1. 新仪器先充电 24 小时　治疗时，按顺序将皮肤电极板(图 17-2)连接在刺激仪左右两侧插孔上。现以髌骨软化治疗仪治疗为例(其他肌肉治疗点，将在各个疾病相关问答题内详细叙述)讲解治疗操作及注意事项。

2. 找到准确的刺激点　在使用髌骨软化治疗仪治疗治疗髌骨软化症时，患者应采用坐姿或平卧位，下肢肌肉放松，膝关节完全伸直肌肉放松，对男性患者紧绷膝部肌肉，或在大腿内侧准确摸到梭形股四头肌内侧头，在这块肌肉肌腹的头尾两处，各放一个皮肤贴片(图 17-3)；对女性患者和病程较长者，因肌萎缩不易找到，可用手指交叉法定位——在髌骨的上缘和内缘放手指，两指的交叉点的内上方，放一个皮肤贴片并在此点稍斜向内上方 10cm 处，各放一个皮肤贴片(图 17-3B)。注意：上方皮肤贴片，别超过大腿髌骨中线(图 17-3C 红线)，两电极板的中心点距离 8cm 左右，不要＞10cm，电极板粘贴好后，开始治疗。

3. 连接完毕后开始治疗操作(图 17-4)　①打开治疗仪后面板上的电源开关，电源开，面板上绿灯亮，按"开始"键，LCD 显示器上出现 60 分钟计时标志；②左右两侧黄灯交替亮起(同时在 LCD 显示屏同时显示⎍标志)，LCD 显示屏上以数字形式显示输出电压的相对幅值，左右两侧是轮流调节的，左右输出时间间隔 6 秒，黄灯亮侧为正在工作侧，此时可调节该侧输出大小，间断按压"增强"按钮时，会

第17章　BZY电刺激生物反馈疗法对肌肉疼痛的治疗机制

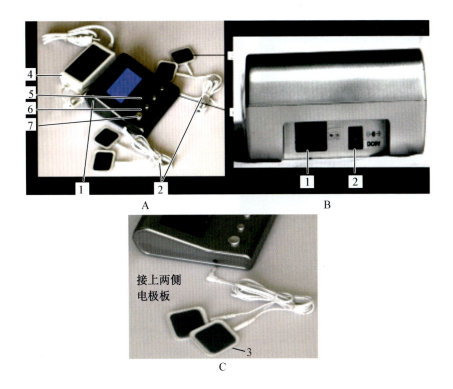

图 17-2　BZY-A 低频治疗仪结构及控制面板
A. 正面的结构：1 为主机，2 为治疗仪导线，3 为皮肤电极板，4 为充电器，5 为电源开关指示灯，6 为左右工作指示灯；B. 背面的结构，电源开关，充电器插口；C. 皮肤电极板插在治疗仪左右两侧插孔内

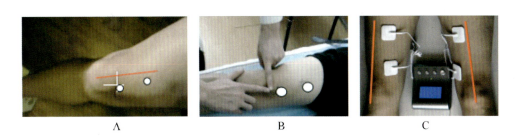

图 17-3　放置皮肤电极定位方法及粘贴完成
A、B. 髌骨上缘与内缘交叉点，以及略内斜上方一个点，电极板中心点相距 8cm 左右，不越过中线；C. 电极板放置好后

219

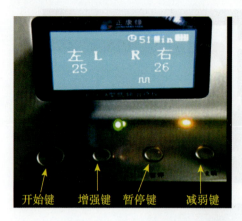

图 17-4　面板上、显示屏上的数字显示及各按钮的功能

增大黄灯亮侧的输出刺激量（显示数字从 1 开始向上递增），间断按压"减弱"按钮可减小输出刺激量大小（显示数字从原来数字向下减小）；③合适的刺激强度为本侧股四头肌收缩（隆起）而患者刺激部位皮肤无明显不适为宜，如皮肤有不适感，可随时按"减弱"按钮，减小刺激强度，至合适为止；④在治疗中也可随时按"暂停"按钮，暂停治疗，但会记录保留当时的刺激强度，再按压"开始"按钮后，可继续原有的治疗；LCD 显示屏上调节控制治疗时间，开始从 60 分钟倒计时；计时为 0 时设备自动停止治疗（参考仪器附带说明书）。

第四节　电刺激治疗髌骨软化症的疗效评定

1. 症状改善　一般，有些患者在电刺激治疗后，即感觉膝关节有轻快感，大多数患者治疗 10 天左右，症状迅速缓解，膝关节积液好转，上下楼、骑车、下蹲困难等明显改善。

2. 肌肉强壮的客观指征　是在用仪器治疗前，在髌骨上缘四横指（患者自己手指）处，测量记录膝关节周径，并做好记录，每周复查一次，可观察到膝关节周径增加，肌萎缩明显好转，感到肌力在恢复。

3. 治疗前后 X 线片检查比较　髌骨，外倾半脱位改善。但笔者不主张门诊把做 X 线片检查比较作为疗效唯一的指标，因为普通门诊，每次 X 线片投影角度不可能一致，照出的 X 线片没有可比性。进行研究工作时，需要由专人做 X 线片检查，且要注意每次 X 线片的投影角度一致，才能得到标准相同的 X 线片，才可进行比较研究（图 17-5）。

［附：郭开今，叶启彬，林进，等．选择性股内侧肌电刺激治疗髌骨软化症的疗效分析［J］．1996．中国医学科学，8(2)：156-160．优良率 93.7%，"髌股关节病综合研究"获 1997 年度北京市科技进步奖］

第17章　BZY电刺激生物反馈疗法对肌肉疼痛的治疗机制

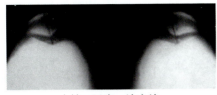

女性，30岁，治疗前

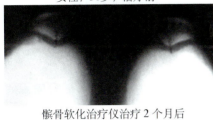

髌骨软化治疗仪治疗2个月后

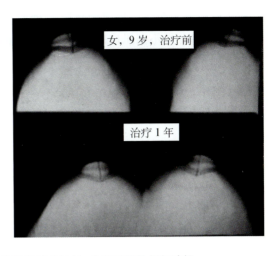

女，9岁，治疗前

治疗1年

▶▶图17-5　髌骨软化症治疗前后X线片比较，治疗后髌骨侧倾减轻

第五节　BZY-A低频治疗仪与其他无疗效治疗仪的识别

BZY-A低频治疗仪有很强的治疗作用，受到不少骨科门诊患者的欢迎。可是，目前市面上有很多宣传、廉价推销能"包治百病"、名目繁多的治疗仪，会干扰、影响BZY-A低频治疗仪的推广应用。因为患者不懂哪个治疗仪有用？哪个没用？两者区别：BZY-A低频治疗仪在治疗时，能每隔5秒钟出现肉眼看得见、明显的股四头肌内侧头收缩隆起和牵拉髌骨向内移位（图17-6，箭头所示）。而市面上那些也号称能治疗神经肌肉疾病的"低频治疗仪"，虽然便宜，但治疗时，它只给你一种麻麻的颤动感觉，或只有肌肉不到2秒钟1次的无用跳动，而无BZY-A治疗仪使

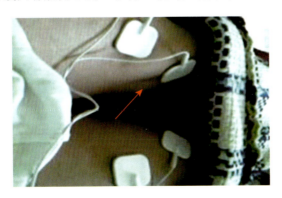

▶▶图17-6　刺激时可见股四头肌内侧头明显收缩隆起

股四头肌内侧头明显而规律的每隔5秒的收缩隆起和舒张;所以,用那些所谓"低频治疗仪"治疗得不到肌肉的锻炼康复,因而无效。此外,购买者还要检查该治疗仪有无国家食品药品监督管理局批准证明。

第六节　电刺激治疗中出现故障的处理

电刺激治疗中出现故障,一般不得自行拆机处理,只在下述一些情况下,可先自己查一查。

1. 低频治疗仪电刺激开始治疗时　如黄色指示灯不亮,或LCD显示屏左侧不显示▯▯标志,检查电源插头及治疗仪导线插头是否和主机上相应插孔插好。

2. 低频治疗仪电刺激继续治疗时　患者有一些异常现象的处理——开机治疗时有刺痛感的原因,使用髌骨软化症治疗仪时,首先不要紧张,应了解仪器是安全无副作用的。正确使用开机后,只有皮肤非常轻的麻麻的刺激感,或通过皮肤感觉神经传到膝关节表面,属正常现象;如有刺痛感,可能有两种原因:①电极片老化或没有粘贴紧,刺激面积变小,出现刺痛现象,这时,如按压紧粘贴片仍无效,可以交换A、B输出,如果刺痛随之转移到对侧,说明电极片出现故障,需更换新贴片。②一些患者在治疗期间出现一侧或两侧的关节积液,治疗仪本身无这种副作用,是患者因活动或运动不当使膝关节原有的骨性关节炎滑膜炎加重引起的,可继续使用髌骨软化症治疗仪治疗,刺激肌肉收缩有利于关节积液的吸收,这时可配合口服扶他林等消炎镇痛药控制滑膜炎,减少关节积液,有利于股四头肌锻炼恢复。③电刺激治疗时,开机后若股四头肌内侧头不收缩,如线路无问题,则可能是电极片老化或没有粘贴紧,导电功能减弱所致;另外,如上述股四头肌肌肉萎缩严重,特别是存在膝关节不能完全伸直者,系肌肉应激力较差,更为常见的是患者只有一侧腿股四头肌收缩,而另一侧腿较小或无应激收缩现象,是由于这一侧股四头肌肌肉萎缩较为严重,若继续坚持治疗,就会明显改善。同样的道理,同一个人两条腿因肌肉萎缩程度不同,两侧所需的电刺激量也可不一样。④治疗期间,在患者有感冒发热或月经期,膝关节症状可能会有短暂反复,不影响治疗。

3. 充电电池的使用　在机器内残留的电源用完之后,请在连续充满电(一般3~4小时)以后再继续使用。髌骨软化症治疗仪中使用了双重充电保护技术:首先,使用的锂电池就自带保护电路(直接和电池做在一体,电池过热或电流过大会停止电池充电);其次,在治疗仪的电路板上也加入了充电保护芯片,在电池充满电后就会停止充电。

第17章 BZY电刺激生物反馈疗法对肌肉疼痛的治疗机制

第七节 电刺激通过加强胸背部肌肉辅助治疗驼背和平腰

电刺激作为运动员肌力的一种新的训练方法和辅助手段,用于增强胸背或平衡运动员肌力,日益受到各国体育界的重视。许多学者对电刺激的作用方法、应用等进行了深入研究,发现在刺激训练中对运动员肌力增长具有良好的作用,可使整个肌群都受到良好的影响并有所发展。

那么这种电刺激治疗可否通过其增加肌力的机制,加强胸椎两侧椎旁肌,去防治中老年人由于肌肉长期劳损和骨质疏松而出现的驼背和腰前凸消失以及腰背平直(图17-7)?答案应是肯定的,笔者已进行小范围应用观察,用电刺激进行治疗,配合"协和健身椅子操",确实可以防止和延缓肌肉萎缩,降低肌肉挛缩,遏制畸形发展,使姿势再平衡。还可同时减轻腰背疼痛,因为这些患者常合并腰背疼痛。青年性驼背(休门征),或锻炼不当、胸大肌过度发达造成驼背,也可用电刺激进行平衡治疗;老年人胸腰段压缩骨折,骨水泥注射成形术后,也可用这种方法帮助骨折周围椎旁肌康复。

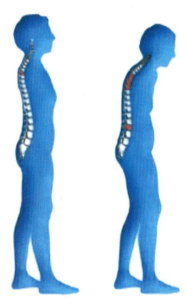

▶图17-7 中老年腰背老化畸形

进行电刺激治疗时,要使用两侧同步输出刺激的机型,要了解伸直脊柱肌肉的分布(图17-8),将电极板放在相关肌肉的体表投影皮肤上。在胸背放于两肩胛间,离中线2cm处(图17-9);在腰段下电极片放在髂后嵴连线上方2cm、离脊中线2cm处,上电极板在腰3横突上内方离脊中线2cm处(图17-10),同侧上下两个电极板的中心距离为8~10cm,不要超过10cm,然后开动机器进行刺激。这些贴片可同时治疗胸背肌纤维组织炎(菱形肌筋膜炎)和腰肌劳损。放了心血管支架患者,虽然电刺激只作用于体表和局部,但仍为"避嫌"不建议使用。

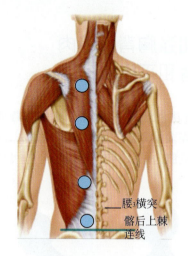

▶ 图 17-8 伸直胸腰椎的肌肉与电刺激部位

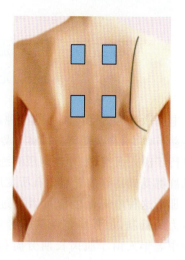

▶ 图 17-9 背部贴片

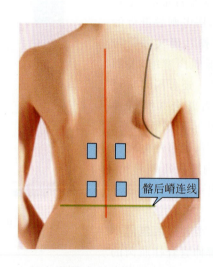

▶ 图 17-10 腰部贴片

第八节　电刺激治疗对周围神经损伤康复的作用

神经肌肉电刺激（neuromuscular electric stimulation，NMES），是利用电流的作用促进损伤的周围神经再生，防止神经支配骨骼肌萎缩的治疗方法。早在18世纪，人们就开始探讨电流作用于身体的神经肌肉系统是否会产生肌肉收缩；1855

第17章 BZY电刺激生物反馈疗法对肌肉疼痛的治疗机制

年,Duchenne开始尝试将电流治疗带入康复治疗领域。目前,NMES已广泛用于神经损伤后急性期治疗和康复。随着人们对电生理学和神经生物学研究的深入,这一领域得到了长足发展,这种治疗技术亦日趋完善。我们近年也用BZY治疗仪对一些周围神经不全损伤病例进行了电刺激治疗,初步发现神经不全损伤引起的肌肉萎缩,肌力仍在2级者,电刺激治疗有促进神经康复速度,一些病例的肌力在治疗几周后,可提高到3～4级。

肌肉康复,大致可分为由大脑皮质指挥的肌肉主动运动康复和电脉冲刺激引起的肌肉被动运动康复。电脉冲刺激对肌肉被动运动康复的机制,还有待深入研究,但刺激对肌肉的康复作用已获得临床认可,在康复过程中如能和康复中的大脑皮质指挥的肌肉主动运动的康复运动相契合,将可收到更加理想的效果。